黃帝外經譯註

解鎖古代中醫的智慧密碼
引領現代健康風尚

郭澤民 注譯

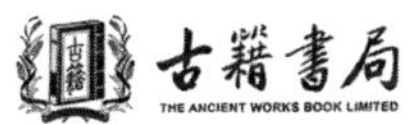

黃帝外經譯註

作　　者：郭澤民 注譯

責任編輯：謙　和

裝幀設計：抱一工作室

出　　版：古籍書局有限公司

香港尖沙咀金巴利道 53 號

E-MAIL：qiandedushu@qq.com

發　　行：香港聯合書刊物流有限公司

香港新界荃灣德士古道 220-248 號荃灣工業中心 16 樓

印　　刷：深圳市精一瑞蘭印刷有限公司

廣東省深圳市龍崗區南嶺龍山工業區 25 號 1-3

版　　次：2025 年 6 月第 1 版第 1 次印刷

定　　價：HK$ 58.00　NT$ 240.00

ISBN 978-988-71084-3-6

Published in Hong Kong, China

前言

在浩瀚的中華傳統文化寶庫中，《黃帝內經》猶如一顆璀璨的明珠，歷經千年傳承，依舊散發着智慧的光芒。而與之齊名的《黃帝外經》卻如謎一般，在歷史的長河中若隱若現，留給後人無盡的遐想與探尋。今天，我們得以一窺這部神秘典籍的些許真容，得益於明代陳士鐸所傳的《外經微言》。這部被後人視為《黃帝外經》傳本的著作，雖非嚴格意義上的原本經籍，卻為我們打開了一扇通往古代醫學智慧寶庫的大門。

《黃帝外經》的傳奇，始於其神秘的身世。相傳，這部典籍原本有三十七卷或三十九卷，與《黃帝內經》一同構成了黃帝時期醫學知識的完整體系。然而，隨着時間的推移，《黃帝外經》逐漸失傳，只在《漢書·藝文誌》等古籍中留下寥寥數語的記載。直到明末清初，一部根據口耳相傳整理而成的精抄本在天津被發現，才使得這部典籍的部分內容得以重見天日。這部被發現的傳本，即陳士鐸所傳的《外經微言》。陳士鐸在傳述過程中，於每篇末尾都加了簡短的評價，使得這部典籍更加易於理解和傳承。儘管《外經微言》並非《黃帝外經》的原本，但它所蘊含的思想和智慧，卻讓我們得以窺見古代醫學的博大精深。

《黃帝外經》的內容極為豐富，涵蓋了從人體奧秘到疾病診治，再到養生之道的多個方面。它以黃帝及雷公、風伯等二十三位大臣探討問難的方式寫成，共九章八十一篇。這些篇章中，既有對醫學理論的深刻闡述，也有對臨床實踐的獨到見解。例如，書中講述了許多奇特的醫學理論和方法，如陰陽顛倒之術。這種理論認為，陰陽之道不外乎順逆，順則生，逆則死。然而，世人往往只知順生，不知順之有死；皆謂逆死，不知逆之有生。因此，掌握陰陽顛倒之術，對於養生延命具有重要意義。此外，《黃帝外經》還強調了情志與健康的關係。它認為，人的情志變化對身體健康有着重要影響。保持平和的心態，避免過度的憂慮和憤怒，是養生的重要法則。這一觀點與現代醫學中的心理健康理念不謀而合，體現了古代醫學的智慧和前瞻性。

同時，《黃帝外經》的醫學價值不可估量。它不僅豐富了中醫理論體系，為後世醫學的發展奠定了堅實的基礎，還為我們提供了許多寶貴的臨床經驗和治療方法。在理論方面，《黃帝外經》對陰陽學説、五行學説等中醫基礎理論進行了深入的闡述和發揮。它認為，陰陽是宇宙萬物的基本規律，也是人體生命活動的根本法則。陰陽的平衡與失調，直接關係到人體的健康與疾病。因此，在治療疾病時，必須注重調節陰陽的平衡，以達到治病求本的目的。在臨床實踐方面，《黃帝外經》記載了許多獨特的治療方法和技巧。例如，書中提到的針法和灸法，就具有極高的實用價值。這些針法和灸法不僅操作簡單、療效顯著，而且副作用小、安全性高。它們通過刺激人體的經絡和穴位，調節氣血的運行和臟腑的功能，從而達到治療疾病的目的。此外，《黃帝外經》還對一些疑難雜症的治療提出了獨到的見解。例如，書中對中風、痹症、痿症等疾病的病因病機進行了深入的分析，並提出了相應的治療方法和預防措施。這些方法和措施對於提高臨床治療效果、改善患者的生活質量具有重要意義。

除了醫學價值外，《黃帝外經》還蘊含着豐富的養生智慧。它認為，養生之道在於順應自然、調節陰陽、保養精氣神。只有做到這些，才能保持身體的健康和長壽。

順應自然是養生的首要法則。人作為自然界的一部分，必須遵循自然界的規律來生活。例如，四季更替、晝夜變化等自然規律都會對人體產生影響。因此，在養生過程中，要根據季節的變化來調整飲食起居、作息規律等，以適應自然界的變化。

調節陰陽是養生的核心要義。陰陽平衡是人體健康的基礎，如果陰陽失衡，就會導致疾病的發生。因此，在養生過程中，要注重調節陰陽的平衡。例如，通過飲食調節、情志調節、運動調節等方式來達到陰陽平衡的目的。

保養精氣神是養生的關鍵所在。精氣神是人體生命活動的根本動力，只有精氣神充足，人體才能保持健康和活力。因此，在養生過程中，要注重保養精氣神。例如，通過合理的飲食、充足的睡眠、適度的運動等方式來滋養精氣神。

為了讓讀者更好地了解和認識《黃帝外經》這部神秘典籍，編者通過譯註的方式，將原本晦澀難懂的古文轉化為通俗易懂的現代語言，使得更多讀者能夠領略到這部典籍的魅力和智慧，更好地挖掘和傳承其中的醫學智慧。它的出版，是我們對古代醫學智慧的一次致敬和傳承。它讓我們得以窺見那部神秘典籍的些許真容，感受古代醫學的博大精深。同時，它也為我們提供了許多寶貴的醫學知識和養生智慧，對於我們的健康生活具有重要的指導意義。

目錄

卷一

卷二

卷 三

卷 四

卷 五

卷 六

卷 七

卷 八

卷 九

卷 一

陰陽顛倒篇第一

【題解】本篇詳細闡述了陰陽顛倒之術（即探陰陽之原）的修煉方法和原理，是道家、醫家修煉養生的重要依據。通過修煉顛倒之術，可以調和陰陽，達到形與神全、精與神合的狀態，從而實現長生不老的目的。體現了道家「無爲而治」、「順應自然」的哲學思想。

黃帝聞廣成子[①]窈窈冥冥[②]之旨，歎廣成子之謂天矣。退而夜思，尚有未獲。遣鬼臾區[③]問於岐伯[④]天師曰：帝問至道於廣成子，廣成子曰：至道之精，窈窈冥冥；至道之極，昏昏默默。無視無聽，抱神以靜，形將自正。必靜必清，無勞汝形，無搖汝精，無思慮營營[⑤]，乃可以長生。目無所見，耳無所聞，心無所知，汝神將守汝形，形乃長生。愼汝內，閉汝外，多知爲敗。我爲汝遂於大明之上矣，至彼至陽之原也。爲汝入於窈冥之門矣，至彼至陰之原也。天地有官，陰陽有藏，愼守汝身，物將自壯。我守其一，以處其和，故身可以不老也。天師必知厥⑥義，幸明晰之。岐伯稽首⑦奏曰：大哉言乎，非吾聖帝安克⑧聞至道哉。帝明知故問，豈欲傳旨於萬祀乎，何心之仁也！臣愚，何足知之。然仁聖⑨明問，敢備述以聞。窈冥者，陰陽之謂也。昏默者，內外之詞也。視聽者，耳目之語也。至道無形而有形，有形而實無形。無形藏於有形之中，有形化於無形之內，始能形與神全，精與神合乎。鬼臾區曰：諾，雖然，師言微矣，未及其妙也。岐伯曰：乾坤之道，不外男女。男女之道，不外陰陽。陰陽之道，不外順逆。順則生，逆則死也。陰陽之原，即顚倒之術也。世人皆順生，不知順之有死；皆逆死，不知逆之有生，故未老先衰矣。廣成子之教示帝行顚倒之術也。鬼臾區讚曰：何言之神乎。雖然，請示其原。岐伯曰：顚倒之術，即探陰陽之原乎。窈冥之中有神也，昏默之中有神也，視聽之中有神也。探其原而守神，精不搖矣。探其原而保精，神不馳矣。精固神全，形安能敝乎。鬼臾區復奏帝前。帝曰：俞⑩哉，載之《外經》，傳示臣工，使共聞至道，同遊於無極之野也。

【註釋】①廣成子：古代傳說中的仙人，隱居在崆峒山石室中，黃帝曾問以至道之要。一說即老子。②窈窈冥冥：微妙精深的樣子，形容事物或道理深奧、精妙，難以直接把握或理解。③鬼臾區：又作鬼容區，號大鴻，是上古時期的著名醫家，黃帝的臣子。曾佐黃帝發明五行，詳論《脈經》，於《難經》究盡其義理，以為經論。在中醫、五行學說以及運氣學等領域有著卓越的貢獻，被尊稱為運氣學之祖。④岐伯：相傳為黃帝時的名醫。今所傳《黃帝內經》，即戰國秦漢時醫家託名黃帝與岐伯論醫之作。被尊稱為「華夏中醫始祖」和「醫聖」。或作「歧伯」。⑤營營：勞而不知休息，忙碌。⑥厥：其，他的。⑦稽首：古時一種跪拜禮，叩頭至地，是九拜中最恭敬者。⑧克：能夠。⑨仁聖：仁德聖明。亦指仁德聖明者。古代多用作稱頌帝王的套詞。⑩俞：文言嘆詞，猶言「然」。表示應答或肯首，是、對之意。

【譯文】黃帝聽聞了廣成子微妙精深的奧旨後，感嘆廣成子已經達到與天道渾然一體的境界了。離開後在夜間靜下心來思考，但還有不能領悟的地方。於是派遣鬼臾區向岐伯天師請教說：黃帝向廣成子請問至道，廣成子說：至道的精微，在於微妙精深，至道的極致，在於難見莫測，甚麼都不看，甚麼都不聽，持守精神的寧靜，軀體自然就會平正。保持虛靜平正，不要勞累軀體，不要動搖精神，不要讓思慮陷入奔波忙碌，就可以長生。眼睛不要看甚麼，耳朵不要聽甚麼，內心不要想甚麼，你的精神持守你的軀體，你就會長生。嚴守內心的清靜，拒絕外物的干擾，知道太多就會敗壞自身的修為。我將幫助你達到光明的境界，讓你到達至陽的本原。我將幫助你進入深遠的境界，讓你到達至陰的本原。天地都有主宰，陰陽各有其所，謹慎地持守你的身軀，萬物將會自然地繁盛。我堅守至道的純一，奉行至道的平和，所以身軀可以長生不老。天師必定知道廣成子傳道的深意，希望您明白地給予說明。岐伯俯首至地回奏說：傳道的言論意義重大啊，不是我們聖明的帝王，怎麼會聽聞至道呢？帝王明知故問，是想把至道的奧旨流傳萬代吧，聖心多麼仁厚啊！臣下愚昧，哪裏有足夠的能力了解至道呢？然而仁德聖明的帝王詢問，臣下只好詳盡敘說所聽到的奧旨。深遠渺茫，是對陰陽的稱謂。虛無寂靜，是對內外的形容。眼見耳聞，是對耳目的要求。至道既無形又有形，有形其實又無形。無形隱藏在有形之中，有形消融在無形之內，才能形神俱全，精神合一。鬼臾區說：是啊，天師說得如此精微，但還沒有涉及到其中的玄妙之處。岐伯說：乾坤之道，不外乎男女。男女之道，不外乎陰陽。陰陽之道，不外乎順逆。順應則生，違背則死。陰陽的本原，就是顛倒之術。世人都知道順生，不知道順中也包含死亡；都知道逆死，不知道逆中包含生機，所以就會有未老先衰了。廣成子的教旨，是指示黃帝奉行顛倒之術。鬼臾區讚嘆說：怎麼講得這麼神妙啊。不過，請您詳細告知其中的本原。岐伯說：顛倒之術，就是探索陰陽的本原。深遠渺茫中有元神的主宰，虛無寂靜中有元神的存在，眼見耳聞中有元神的支配。探索本原而持守元神，元精就不會動搖了。探索本原而保守元精，元神就不會消逝了。元精充足，元神飽滿，形體怎麼會衰敗呢？鬼臾區回奏黃帝駕前。黃帝說：好極了，記載在《外經》中，傳達告知給群臣百官，讓他們都能夠聽聞精深微妙的大道，共同遨遊在無窮盡的原野上。

順逆探原篇第二

【題解】本篇通過伯高太師與岐伯天師的問答，旨在探討陰陽原理，五行的生克、順逆之理，揭示人體生理病理的根源。篇章中闡述的修煉方法和原理對於調和陰陽、保持身體健康具有重要的指導意義和實踐價值。

伯高[①]太師問於岐伯曰：天師言顛倒之術，卽探陰陽之原也，其旨奈何？岐伯不答。再問，曰唯唯[②]。三問，岐伯嘆曰：吾不敢隱矣。夫陰陽之原者，卽生克[③]之道也。顛倒之術者，卽順逆之理也。知顛倒之術，卽可知陰陽之原矣。伯高曰：陰陽不同也。天之陰陽，地之陰陽，人身之陰陽，男女之陰陽，何以探之哉？岐伯曰：知其原亦何異哉！伯高曰：請顯言其原。岐伯曰：五行[④]順生不生，逆死不死。生而不生者，金生水而克水，水生木而克木，木生火而克火，火生土而克土，土生金而克金，此害生於恩也。死而不死者，金克木而生木，木克土而生土，土克水而生水，水克火而生火，火克金而生金，此仁生於義也。夫五行之順，相生而相克，五行之逆，不克而不生。逆之至者，順之至也。伯高曰：美哉言乎。然何以逆而順之也？岐伯曰：五行之順，得土而化；五行之逆，得土而神。土以合之，土以成之也。伯高曰：余知之矣。陰中有陽，殺之內以求生乎。陽中有陰，生之內以出死乎。余與帝同遊於無極之野也。岐伯曰：逆而順之，必先順而逆之。絕慾而毋爲邪所侵也，守神而毋爲境所移也，練氣而毋爲物所誘也，保精而毋爲妖所耗也。服藥餌以生其津，愼吐納[⑤]以添其液，愼勞逸以安其髓，節飲食以益其氣，其庶幾乎。伯高曰：天師教我以原者全矣。岐伯曰：未也，心死則身生，死心之道，卽逆之之功也。心過死則身亦不生，生心之道，又順之之功也。順而不順，始成逆而不逆乎。伯高曰：志之矣，敢忘秘誨哉。

【註釋】①伯高：上古時期的著名經脈學醫家，黃帝的臣子，以針灸理論、臨床和熨法等外治見長。②唯唯：恭敬的應答聲。③生克：亦作「生尅」。五行之間的相生相克。④五行：中國古代道教哲學的一種系統觀，廣泛用於中醫、堪輿、命理、相術和占卜等方面。五行的意義包涵借着陰陽演變過程的五種基本動態：木、火、土、金、水。中國古代哲學家用五行理論來說明世界萬物的形成及其相互關係。它強調整體，旨在描述事物的運動形式以及轉化關係。陰陽是古代的對立統一學說，五行是原始的系統論。⑤吐納：吐故納新。道家養生之術。泛指呼吸。

【譯文】伯高太師向岐伯請問道：天師所說顛倒之術，就是探索陰陽的本原，陰陽的奧旨是怎麼樣的呢？岐伯沒有回答。再次請問，岐伯只是恭敬的應諾。三次請問，岐伯感嘆說：我不敢再隱瞞了。陰陽的本原，就是生克的規律。顛倒之術，就是順逆的法則。知曉顛倒之術，就可以知道陰陽的本原了。伯高說：陰陽不同。天地、人身、男女的陰陽，怎麼探索呢？岐伯說：知道它的本原又有甚麼不同呢？伯高說：請明白地說出它的本原。岐伯說：五行相生的順序中，每一行在生養另一行的同時，也隱含着對其所生的克制，五行相克的逆序中，克制的行為也促進了被克者的生生不息。五行相生中的克制指的是：金生水也能克制水，水生木也能克制木，木生火也能克制火，土生金也能克制金，這就是相生中蘊含着相克。五行相克中的生養指的是：金克制木也能生木，木克制土也能生土，土克制水也能生水，水克制火也能生火，火克制金也能生金，這就是相克中蘊含着生機。五行的順生，相生相克，五行的逆克，不克不生。逆克到了極致，就可能轉化為另一種形式的相生。伯高說：這話說得美妙啊。但怎麼能在逆克中順生呢？岐伯說：五行的順生，得到土的滋養而化生；五行的逆克，得到土的調和而神妙。以土融合，以土成就。伯高說：我知道了，陰中藏陽，殺伐之中孕育着生機；陽中寓陰，生命之內隱含着消亡。我與聖帝共同遨遊在無窮盡的原野上。岐伯說：在逆死中求順生，必須先順應逆向的行為。斷絕慾望而不被邪氣侵害，持守元神而不被外界的環境動搖，修煉元氣而不受外物的誘惑，保護元氣而不被有害的行為損耗。服用藥物以滋生津液，調整呼吸以補充津液，適度勞作與安逸以安定骨髓，節制飲食以補益元氣，如此或許就能達到養生之道了吧。伯高說：天師教導我的本原言論完備了。岐伯說：還沒有完備，內心死寂則身體有生機，內心死寂的方法，實際上違背了自然運行的規律。內心過於死寂，身體也會失去生機，培養內心的方法，就是順應自然運行的規律。順應又不順應，才能成就逆行而不逆行。伯高說：我已經記住了，怎麼敢忘記您的秘密教誨呢？

回天生育篇第三

【題解】本篇專門圍繞不育症進行討論。「回天」比喻力量之大，能左右或扭轉難以挽回的局勢。象徵通過醫療或調養方法，挽回各種原因導致的不育症，使原本無法生育的男女能夠擁有後代。同時，將「德行」與生育聯繫起來，提醒我們道德修養的重要性。

雷公[①]問曰：人生子嗣，天命也，豈盡非人事乎？岐伯曰：天命居半，人事居半也。雷公曰：天可回乎？岐伯曰：天不可回，人事則可盡也。雷公曰：請言人事。岐伯曰：男子不能生子者，病有九，女子不能生子者，病有十也。雷公曰：請晰言之。岐伯曰：男子九病者，精寒也，精薄也，氣餒也，痰盛也，精澀也，相火[②]過旺也，精不能射也，氣鬱也，天厭[③]也。女子十病者，胞胎寒也，脾胃冷也，帶脈急也，肝氣鬱也，痰氣盛也，相火旺也，腎水衰也，任督病也，膀胱氣化[④]不行也，氣血虛而不能攝也。雷公曰：然則治之奈何？岐伯曰：精寒者，溫其火乎；精薄者，益其髓乎；氣餒者，壯其氣乎；痰盛者，消其涎乎；精澀者，順其水乎；火旺者，補其精乎；精不能射者，助其氣乎；氣鬱者，舒其氣乎；天厭者，增其勢乎；則男子無子而可以有子矣，不可徒益其相火也。胞胎冷者，溫其胞胎乎；脾胃冷者，暖其脾胃乎；帶脈急者，緩其帶脈乎；肝氣鬱者，開其肝氣乎；痰氣盛者，消其痰氣乎；相火旺者，平其相火乎；腎水衰者，滋其腎水乎；任督病者，理其任督乎；膀胱氣化不行者，助其腎氣以益膀胱乎；氣血不能攝胎者，益其氣血以攝胎乎；則女子無子而可以有子矣；不可徒治其胞胎也。雷公曰：天師之言，真回天之法也。然用天師法，男女仍不生子，奈何？岐伯曰：必夫婦德行交虧也。修德以宜男[⑤]，豈虛語哉。

【註釋】①雷公：上古時期的著名醫家，相傳為黃帝眾多懂醫學的臣子之一。精於針灸，通九針六十篇，對中醫藥學的發展做出了重要貢獻。②相火：與君火（即心火）相對應。一般是指肝腎的火，是維持人體生命活動和生理功能的重要能量來源。相火在中醫理論中扮演着輔助君火完成各個臟腑生理活動的角色，類似於臣使的位置。③天厭：上天所厭棄、棄絕。《春秋左傳·隱公十一年》：「天而既厭周德矣，吾其能與許爭乎？」《論語·雍也》：「子見南子，子路不悅。夫子矢之曰：「『予所否者，天厭之！天厭之！』」邢昺疏：「厭，棄也。」後因以「天厭」謂為上天所厭棄、棄絕。④膀胱氣化：指膀胱通過腎陽的氣化作用，將人體不需要的水液通過排尿排出體外的排尿的功能。⑤宜男：舊時祝頌婦人多子之辭。

【譯文】雷公問：人類生育子嗣，是天命的安排，難道跟人事完全沒有關係嗎？岐伯說：天命占一半，人事占一半。雷公問：天命可以扭轉嗎？岐伯說：天命不可以扭轉，人事則可以盡最大努力。雷公說：請您解說人事。岐伯說：男子不能生育子嗣，有九種病，女子不能生育子嗣，有十種病。雷公說：請詳細的解說。岐伯說：男子的九種病指的是：精液寒冷，精液稀薄，中氣虛弱，痰涎壅盛，精液短澀，肝腎之火過旺，不能射精，氣機鬱結，上天厭棄。女子的十種病指的是：胞胎寒冷，脾胃虛寒，帶脈攣急，肝氣鬱滯，痰氣壅盛，肝腎之火過旺，腎水虛衰，任督二脈有病，膀胱氣化不利，氣血虛弱不能固攝胞胎。雷公說：那麼需要怎麼治療呢？岐伯說：精液寒冷的，溫暖腎火；精液稀薄的，補益精髓；中氣虛弱的，補益中氣，痰涎壅盛的，消除痰涎，精液短澀的，調暢腎水；肝腎火旺的，滋補精水；不能射精的，補助精氣；氣機鬱結的，舒暢氣機；上天厭棄的，增強氣勢；這樣男子不能生育的，也會有子嗣了，不能只是簡單的補益肝腎之火。胞胎寒冷的，溫暖胞胎；脾胃虛寒的，溫暖脾胃；帶脈攣急的，和緩帶脈；肝氣鬱滯的，疏肝解鬱；痰氣壅盛的，消除痰氣；肝腎之火旺盛的，平息肝腎之火；腎水虛衰的，滋養腎水；任督二脈有病的，調理任督二脈；膀胱氣化不利的，補助腎氣以增強膀胱氣化的功能；氣血虛弱不能固攝胞胎的，補益氣血固攝胞胎；那麼女子不能生育的，也會有子嗣了，不能只是治療胞胎。雷公說：天師的話，真是扭轉天命的大法了。但是如果採用了天師的方法仍然不能生育，又該怎麼辦呢？岐伯說：那就必然是男女雙方的德行有虧損了。修養德行有利於生育子嗣，怎麼會是虛言呢。

天人壽夭篇第四

【題解】本篇從天、人兩方面來探討壽命長短的關係，重視先天因素對身體健康的影響，同時注重後天調理保養身體，對現代人的健康觀念和生活方式具有重要的指導意義。

伯高太師問岐伯曰：余聞形有緩急，氣有盛衰，骨有大小，肉有堅脆，皮有厚薄，可分壽夭，然乎？岐伯曰：人有形則有氣，有氣則有骨，有骨則有肉，有肉則有皮。形必與氣相合也，皮必與肉相稱也，氣血經絡必與形相配也。形充而皮膚緩者壽，形充而皮膚急者夭。形充而脈堅大者，氣血之順也，順則壽。形充而脈小弱者，氣血之衰也，衰則危。形充而顴不起者，肉勝於骨也，骨大則壽，骨小則夭。形充而大，肉䐃[1]堅有分理者，皮勝於肉也，肉疏則夭，肉堅則壽。形充而大，肉無分理者，皮僅包乎肉也，肉厚壽，肉脆夭。此天生，人不可強也，故見則定人壽夭，即可測人生死矣。少師問曰：誠若師言，人之壽夭，天定之矣，無豫[②]於人乎？岐伯曰：壽夭定於天，挽回天命者，人也。壽夭聽於天，戕賊[③]其形骸，瀉洩其精髓，耗散其氣血，不必至天數而先天者，天不任咎也。少師曰：天可回乎？岐伯曰：天不可回，而天可節也。節天之有餘，補人之不足，不亦善全其天命乎。伯高太師聞之曰：岐天師眞善言天也。世人賊天之不足，烏[④]能留人之有餘哉？少師曰：伯高非知在人之夭者乎？在天之夭，難回也；在人之夭，易延也。吾亦修吾之天，以全天命乎。

【註釋】①（jùn）：筋肉結聚的地方，俗稱肉標。②豫：通「預」，預先，事先。③戕賊：戕：殘殺、殺害；賊：殘害。④烏：文言疑問詞，哪，何。

【譯文】伯高太師向岐伯請問道：我聽說形體有緩急，精氣有盛衰，骨骼有大小，肌肉有堅脆，皮膚有厚薄，可以區分長壽與夭折，是這樣嗎？岐伯說：人有形體就有精氣，有精氣就有骨骼，有骨骼就有肌肉，有肌肉就有皮膚。形體必須與精氣相合，皮膚必須與肌肉相符，氣血經絡必須與形體相配。形體充盈而皮膚舒緩的人長壽，形體充盈而皮膚緊張的人夭折。形體充盈而脈象堅實洪大的人，氣血順暢，順暢就會長壽。形體充盈而脈象短小細弱的人，氣血衰弱，衰弱就會危險。形體充盈而顴骨不突起的人，是肌肉勝過骨骼，骨骼盛大就會長壽，骨骼瘦小就會夭折。形體充盈而壯碩，肌肉堅實紋理分明的人，是皮膚勝過肌肉，肌肉疏鬆就會夭折，肌肉堅實就會長壽。形體充盈而壯碩，肌肉紋理不分明的人，是皮膚僅僅能包裹肌肉，肌肉厚實就會長壽，肌肉鬆脆就會夭折。這是上天賦予的，人不能夠強求，所以根據這些表現，就可以斷定人的長壽夭折，預測人的生死了。少師請問：真如天師所說，人的長壽夭折，是上天注定的，與人的預防沒有關係嗎？岐伯說：長壽夭折是上天注定的，挽回天命的，是人的預防保養。長壽夭折聽從天命，摧殘人的形體，傾瀉人的精氣真髓，耗散人的氣血，等不到上天賦予的壽數就死了，上天不會承擔這個過錯。少師問：天命可以挽回嗎？岐伯說：天命不可挽回，但天命可以節制。節制上天賦予有餘的，補益人所不足的，不也是善於保全上天賦予的天命嗎。伯高太師聽聞後說：岐伯天師真是善於談論天命啊。世人損害上天賦予的不足，又怎能延續人體本有的餘壽？少師說：伯高難道不知道人的壽夭取決於天命嗎？上天決定的夭折難以挽回；自身造成的夭折，容易延緩。我也修養我的天命，以保全天年。

命根養生篇第五

【題解】本篇闡述了養生的核心重在養命根之精，強調命根是人身的根本，命根的保養與否直接關係到人的壽命長短。通過順應天地之道、保養精氣神、注重飲食起居以及調和陰陽等方法，可以有效地保養命根，從而達到延年益壽的目的。

伯高太師復問岐伯曰：養生之道，可得聞乎？岐伯曰：愚何足以知之。伯高再問，岐伯曰：人生天地之中，不能與天地並久者，不體天地之道也。天錫①人以長生之命，地錫人以長生之根。天地錫人以命根者，父母予之也。合父母之精以生人之身，則精卽人之命根[2]也。魂魄[3]藏於精之中，魂屬陽，魄屬陰，魂趨生，魄趨死。夫魂魄皆神也，凡人皆有神。內存則生，外遊則死。魂最善遊，由於心之不寂也。廣成子謂抱神以靜者，正抱心而同寂也。伯高曰：夫精者，非腎中之水乎？水性主動，心之不寂者，不由於腎之不靜乎？岐伯曰：腎水之中，有眞火在焉。水欲下而火欲升，此精之所以不靜也，精一動而心搖搖矣。然而制精之不動，仍在心之寂也。伯高曰：吾心寂矣，腎之精欲動，奈何？岐伯曰：水火[4]原相須也，無火則水不安，無水則火亦不安。制心而精動者，由於腎水之涸也。補先天之水以濟心，則精不動而心易寂矣。

【註釋】①錫：通「賜」，給予、賜給。②命根：前世之業所決定的維持今生壽命的依據。也泛指壽命。③魂魄：指人的精神靈氣。古代認為魂是陽氣，構成人的思維才智。魄是粗糲重濁的陰氣，構成人的感覺形體。魂魄（陰陽）協調則人體健康。人死魂（陽氣）歸於天，精神與魄（形體）脫離，形體骨肉（陰氣）則歸於地下。魂是陽神，魄是陰神，道教有「三魂七魄」之說，如今科學尚無法證明人的魂魄是否如宗教所言可離體或輪回以及魂魄組成是否正確。④水火：借用五行學說中相生相克的關係，來比喻心火與腎水，心火下行以溫養腎水，腎水上行以滅心火。

【譯文】伯高太師又請問岐伯說：養生的方法，能說給我聽聽嗎？岐伯說：我哪裏知道呢。伯高再次請問，岐伯說：人生於天地之間，不能夠與天地同壽的原因，是由於沒有體察天地的規律。上天賜予人長生的天命，大地賦予人生長的根本。天地賜予長生的天命和生長的根本，是通過父母來給予的。結合父母的精氣生成人身，那麼父母的精氣就是人生命的根本。魂魄藏於精氣之中，魂性屬陽，魄性屬陰，魂趨向於生存，魄趨向於死亡。魂魄都是精神靈氣，凡是人都有精神靈氣，精神靈氣存內則生，遊外則死。魂最善外遊，這是由於內心不安詳閒靜。廣成子所謂的持守精神的寧靜，正是持守此心與魂同時寂靜。伯高說：精，不是腎中的水嗎？水生性流動，心火不能持守寂靜，不是由於腎水不平靜嗎？岐伯說：腎水之中，有真神之火存在。腎水下行而心火上炎，就是精不能平靜的原因，精一動心火就會上搖了。然而制約精不妄動，仍然在於心火的寂靜。伯高說：我的心已經寂靜了，腎中之精仍然想妄動，怎麼辦呢？岐伯說：腎水心火原本是互相依存的，沒有心火腎水會不安，沒有腎水心火也會不安。內心寂靜而精妄動的原因，是由於腎水乾涸了。補益先天腎水以上濟心火，那麼精就不會妄動，而心火容易寂靜了。

救母篇第六

【題解】本篇主要討論了女子的生育生理和病理，特別是月經不調和閉經這兩種婦科常見疾病。認爲月經不調的病因在於縱慾，閉經的主要原因在於憂鬱。治療月經不調的關鍵在於節慾，治療閉經在於疏肝解鬱，同時需要結合情志療法。

容成[①]問於岐伯曰：天癸[②]之水，男女皆有之，何以婦人經水謂之天癸乎？岐伯曰：天癸水，壬癸之水也。壬水屬陽，癸水屬陰。二水者，先天之水也。男爲陽，女爲陰，故婦人經水以天癸名之，其實壬癸未嘗不合也。容成曰：男子之精，不以天癸名者，又何故歟？岐伯曰：精者，合水火名之。水中有火，始成其精。呼精而壬癸之義已包於內，故不以天癸名之。容成曰：精與經同一水也，何必兩名之？岐伯曰：同中有異也。男之精，守而不溢；女之經，滿而必洩也。癸水者，海水也，上應月，下應潮。月有盈虧，潮有往來，女子之經水應之，故潮汐[③]月有信，經水亦月有期也。以天癸名之，別其水爲癸水，隨天運爲轉移耳。容成曰：其色赤者，何也？岐伯曰：男之精，陽中之陰也，其色白。女之經，陰中之陽也，其色赤。況流於任脈，通於血海，血與經合而成濁流矣。容成曰：男之精虧而不溢者，又何也？岐伯曰：女子陰有餘陽不足，故滿而必洩。男子陽有餘陰不足，故守而不溢也。容成曰：味鹹者，何也？岐伯曰：壬癸之水，海水也。海水味鹹，故天癸之味應之。容成曰：女子二七經行，稚女不行經，何也？岐伯曰：女未二七，則任衝未盛，陰氣未動，女猶純陽也，故不行經耳。容成曰：女過二七，不行經而懷孕者，又何也？岐伯曰：女之變者也，名爲暗經[④]，非無經也。無不足，無有餘，乃女中最貴者。終身不字，行調息之功，必長生也。容成問曰：婦女經水，上應月，下應潮，宜月無愆期矣，何以有至有不至乎？岐伯曰：人事之乖違也。天癸之水，生於先天，亦長於後天也。婦女縱慾傷任督之脈，則經水不應月矣。懷抱憂鬱以傷肝膽，則經水閉而不流矣。容成曰：其故何也？岐伯曰：人非水火不生，火乃腎中之眞火，水乃腎中之眞水也。水火盛則經盛，水火衰則經衰。任督脈通于腎，傷任督未有不傷腎者。交接時縱慾洩精，精傷，任督之脈亦傷矣。任督脈傷，不能行其氣於腰臍，則帶脈亦傷，經水有至有不至矣。夫經水者，火中之水也。水衰不能制火，則火炎水降，經水必先期至矣。火衰不能生水，則水寒火冷，經水必後期至矣。經水之愆期，因水火之盛衰也。容成曰：肝膽傷而經閉者，謂何？岐伯曰：肝藏血者也，然又最喜疏洩。膽與肝爲表裏也。膽木氣鬱，肝木之氣亦鬱矣。木鬱不達，任衝血海皆抑塞不通，久則血枯矣。容成曰：木鬱何以使水之閉也？岐伯曰：心腎無晷⑤不交者也。心腎之交接，責在胞胎，亦責在肝膽也。肝膽氣鬱，胞胎上交肝膽，不上交於心，則腎之氣亦不交於心矣。心腎之氣不交，各臟腑之氣抑塞不通，肝克脾，膽克胃，脾胃受克，失其生化之司，何能資於心腎乎？水火未濟，肝膽之氣愈鬱矣。肝膽久鬱，反現假旺之象，外若盛，內實虛。腎因子虛，轉去相濟涸水，而鬱火焚之，木安有餘波以下洩乎？此木鬱所以水閉也。鬼臾區問曰：氣鬱則血閉，血卽經乎？岐伯曰：經水非血也。鬼臾區曰：經水非血，何以血閉而經卽斷乎？岐伯曰：經水者，天一之水也，出於腎經，故以經水名之。鬼臾區曰：水出於腎，色宜白矣，何赤乎？岐伯曰：經水者，至陰之精，有至陽之氣存焉，故色赤耳，非色赤卽血也。鬼臾區曰：人之腎有補無瀉，安有餘血乎？岐伯曰：經水者，腎氣所化，非腎精所洩也。女子腎氣有餘，故變化無窮耳。鬼臾區曰：氣能化血，各經之血不從之而洩乎？岐伯曰：腎化爲經，經化爲血，各經氣血無不隨之而各化矣。是以腎氣通則血通，腎氣閉則血閉也。鬼臾區曰：然則氣閉宜責在腎矣，何以心肝脾之氣鬱而經亦閉也？岐伯曰：腎水之生，不由於三經⑥；腎水之化，實關於三經也。鬼臾區曰：何也？岐伯曰：腎不通肝之氣，則腎氣不能開。腎不交心之氣，則腎氣不能上。腎不取脾之氣，則腎氣不能成。蓋交相合而交相化也。苟一經氣鬱，氣卽不入於腎，而腎氣卽閉矣。況三經同鬱，腎無所資，何能化氣而成經乎？是以經閉者，乃腎氣之鬱，非止肝血之枯也。倘徒補其血，則鬱不宣反生火矣；徒散其瘀，則氣益微反耗精矣。非惟無益，而轉害之也。鬼臾區曰：大哉言乎！請勒之金石⑦，以救萬世之母乎。

【註釋】①容成：相傳為黃帝時期的史官，發明曆法。《漢書·藝文誌》「陰陽家」有《容成子》十四篇，又「方技、房中」有《容成陰道》二十六卷，皆不傳。後道家將其附會為仙人。②天癸：即元陰、腎精，是一種促進生殖功能和生長發育的物質，源於先天之精，受後天水穀精微的滋養而逐漸充盛。中醫稱為「天一之氣」。癸，五行中屬陰水。③潮汐：海水在天體引潮力作用下產生的周期性漲落現象。發生在白天的海水漲落稱為潮，發生在晚上的海水漲落叫汐，統稱為潮汐。④暗經：婦女無月經仍能懷孕生育的情況，屬於特異性的生理現象。⑤晷（guǐ）：日影，指太陽在天空中的位置變化所投下的影子，常用來表示時間的變化。⑥三經：指肝經、心經、脾經。⑦金石：金：鍾鼎彝器；石：碑碣石刻。金石指用以頌揚功德的箴銘。

【譯文】容成向岐伯請教說：天癸之水，是男女體內都有的，為甚麼將女子的月經稱為天癸呢？岐伯說：天癸水，就是壬癸之水。壬水性屬陽，癸水性屬陰。壬癸二水，是先天之水。男為陽，女為陰，所以女子的月經稱為天癸，實際上稱壬癸二水未嘗不相合。容成問：男子之精，不以天癸命名，又是為甚麼呢？岐伯說：精，融合了水火來命名。水中有火，才能生成精。稱為精就已經囊括了壬癸的含義，所以不以天癸命名。容成問：精液與月經本質上是同一種物質，為甚麼有兩個名字呢？岐伯說：相同中又有差異。男子的精液，持守而不輕易外溢；女子的月經，充盈後必定會排出。癸水如同海水一樣，在天上對應月亮的盈虧，在地下對應潮汐的漲落。月亮有圓缺，潮汐有往來，女子的月經與之對應，所以潮汐往來、月亮盈虧有固定的規律性，女子的月經也每個月有周期。以天癸命名，是為了特別說明這種水液是天癸之水，隨着自然界的變化而轉移變化。容成問：月經的顏色是赤色的，為甚麼呢？岐伯說：男子的精液，是陽中之陰，是白色。女子的月經，是陰中之陽，是赤色。況且月經行於任脈，貫通血海，血水與經氣匯合，就會變成混濁的液體了。容成問：男子精液虧損而不能外溢，又是為甚麼呢？岐伯說：女子陰血有餘，陽氣不足，所以充盈後就必然會排出。男子陽氣有餘，陰血不足，所以持守而不輕易外溢。容成問：月經的味道是鹹的，為甚麼呢？岐伯說：壬癸之水是海水。海水的味道是鹹的，所以天癸之水的味道與之相應。容成問：女子十四歲排出月經，幼女不排出月經，為甚麼呢？岐伯說：女子十四歲之前，任脈、衝脈未達到通盛的狀態，陰氣沒有生髮，此時女子猶如純陽之體，所以不會排出月經。容成問：女子十四歲之後，不排出月經也會懷孕，又是為甚麼呢？岐伯說：這是女子月經的一種特殊變化，叫作暗經，並不是沒有月經。這種人沒有甚麼不足，也沒有甚麼有餘，是女子中最難能可貴的。如果終身不嫁人，踐行調節呼吸的功法，必定會長生。容成問：女子的月經，在上對應月象，在下對應潮汐，應該每個月都不會誤期的，為甚麼月經有時會來有時會不來呢？岐伯曰：這是男女情事不當導致的結果。天癸之水，先天已經具備，也受後天因素的影響。女子放縱慾望損傷了任督二脈，那麼月經就不會與月象相應了。心懷憂鬱損傷了肝膽，那麼月經就會閉塞不通。容成問：這是為甚麼呢？岐伯說：人離開水火就不能生存，火是腎中的真火，水是腎中的真水。水火旺盛月經也會旺盛，水火衰弱月經也會衰弱。任督二脈與腎相通，損傷任督二脈沒有不損傷腎的。男女交合時放縱慾望、過度洩精，精氣損傷，任督二脈也會受到損傷。任督二脈損傷，不能運行氣血到腰部和肚臍，那麼帶脈也會損傷，月經就會時來時不來了。月經是火中之水。水衰弱不能制約火，就會火炎上水降下，月經必定會提前到來。火衰弱不能生水，就會水寒冷火微弱，月經必定會推遲到來。月經先後不定期，是由於人體水火的盛衰導致的。容成聞：肝膽損傷而月經閉塞，是甚麼呢？岐伯說：肝臟是儲藏血液的，然而性又最喜疏洩。膽與肝互為表裏。膽腑木氣鬱結，肝臟木氣也會鬱結。木氣鬱結不暢達，任脈、衝脈、血海都阻塞不通，時間一長，血液就會枯竭了。容成問：木氣鬱結怎麼會導致月經閉塞呢？岐伯說：心火、腎水無時無刻不相交接。心火、腎水的交接，根源在胞胎，也取決於肝膽。肝膽氣機鬱結，胞胎上交肝膽，不上交於心，那麼腎的氣機也不交於心。心腎的氣機不相交，各個臟腑的氣機阻塞不通，肝氣克制脾土，膽氣克制胃土，脾胃功能受損，失去生化氣血的職能，怎麼能為心腎提供滋養呢？心火、腎水不能互相滋養，肝膽的氣機更加鬱結。肝膽長期鬱結，反而出現虛假的旺盛跡象，表面看起來亢進，實際上內部虛弱。腎臟因為子臟虛弱，轉而去補救乾涸的水液，而水液被鬱閉的火焚燒，木哪裏能得到滋養而向下排洩呢？這就是木氣鬱結導致水液閉塞的原因。鬼臾區問：氣機鬱結就會導致血液閉塞，血就是月經嗎？岐伯說：

月經不是普通的血液。鬼臾區問：月經不是普通的血液，為甚麼血液閉塞月經就會斷絕呢？岐伯說：月經是天一之水，由腎經化生而來，所以以經水命名。鬼臾區問：既然月經是由腎經化生，那顏色應該是白的，為甚麼是赤色的呢？岐伯說：月經是至陰的精氣，有至陽之氣存在，所以是赤色的，並不是赤色的就是血。鬼臾區問：人的腎臟只有補法沒有瀉法，怎麼會有多餘的血呢？岐伯說：月經是腎氣所化生，不是由腎精所排出的。女子的腎氣有餘，所以會變化無窮。鬼臾區問：氣能夠化生血液，各個經絡的血液不會隨着它排出來嗎？岐伯說：腎氣化生為月經，月經變化為經血，各個經絡的氣血都隨之各自變化。所以腎氣通暢血液就會通暢，腎氣閉塞血液就會閉塞。鬼臾區問：那麼氣機閉塞的根源在腎了，為甚麼心、肝、脾的氣機鬱結也會導致月經閉塞呢？岐伯說：腎水的生髮，雖然不是源於心、肝、脾三經；但是腎水的變化，實際上與心、肝、脾三經有關。鬼臾區問：為甚麼呢？岐伯說：腎臟不能貫通肝臟的氣機，那麼腎氣就不能舒展。腎臟不能接合心臟的氣機，那麼腎氣就不能上達。腎臟不能獲取脾臟的精氣，那麼腎氣就不能生成。臟腑之間的氣機是相互交織、相互影響。如果一條經絡氣機鬱閉，精氣就不能進入腎臟，從而腎氣就閉塞了。況且心、肝、脾三經同時鬱閉，腎臟無所資養，怎麼能化生氣血形成月經呢？所以月經閉塞，是由於腎氣鬱滯，不只是肝血的枯竭。如果只是補血，那麼鬱結不能宣發，反而會滋生內熱了；如果只是散瘀，那麼就會過度耗散人的氣血了。不只是沒有益處，反而會加重病情。鬼臾區說：這見解真是深刻啊！請刻錄在金石上，用來拯救萬世的母親。

紅鉛[①]損益篇第七

【題解】本篇主要探討了紅鉛的含義，對慎慾者、縱慾者的損益，以及與陰陽之氣的關係，同時也強調了節慾的重要性。

容成問曰：方士[②]採紅鉛接命，可爲訓乎？岐天師曰：慎慾者採之，服食延壽；縱慾者采之，服食喪軀。容成曰：人能慎慾，命自可延，何借紅鉛乎？岐伯曰：紅鉛，延景丹也。容成曰：紅鉛者，天癸水也。雖包陰陽之水火，溢滿於外，則水火之氣盡消矣，何以接命乎？岐伯曰：公之言，論天癸則可，非論首經之紅鉛也。經水甫出戶輒色變，獨首經之色不遽變者，全其陰陽之氣也。男子陽在外，陰在內；女子陰在外，陽在內。首經者，坎中之陽也。以坎中之陽補離中之陰[③]，益乎？不益乎？獨補男有益，補女有損。補男者，陽以濟陰也；補女者，陽以亢陽也。容成曰：善。

【註釋】①紅鉛：原指女子第一次行經的經水，後世方士解釋為女子破處之血。②方士：指方術士，即方技之士與數術之士，古代自稱能訪仙煉丹以求長生不老的人。他們信仰讖緯學說，擅長祭拜鬼神，煉丹長生，也稱法術之士。③坎、離：坎、離本為《周易》的兩卦，內丹家謂坎為人體內部的陰精，內丹家謂離為人體內部的陽氣。在中醫理論中，坎卦代表腎，主水，內藏真陽，為人體陽氣之根；而離卦代表心，主火，內藏真陰，為人體陰血之源。坎中之陽與離中之陰相互依存、相互制約，共同維持着人體的陰陽平衡。

【譯文】容成問：方術士採集紅鉛接續壽命，可以作為法則嗎？岐伯天師說：節制慾望的人採集它，服用後可以延長壽命；放縱慾望的人採集它，服用後會傷身喪命。容成問：人如果能節制自己的欲望，壽命自然可以延續，哪裏需要借助紅鉛呢？岐伯說：紅鉛，是延景丹。容成說：紅鉛，是天癸水。雖然包含陰陽的水火之氣，充盈後會溢出於外，水火之氣就都消散了，怎麼可以接續壽命呢？岐伯說：您的話，討論天癸是合適的，不是談論女子初潮時的紅鉛。月經一旦離開體內顏色就會發生變化，唯獨初潮時的經血顏色不會立刻發生變化，這是因為初潮時的經血完整地保留了陰陽之氣。男子陽氣現於外，陰氣藏於內；女子陰氣現於外，陽氣藏於內。初潮時的經血，是腎中的真陽之氣。利用腎水中的真陽之氣滋養心火中的真陰之液，有補益作用嗎？沒有補益作用嗎？僅對滋補男子有益處，滋養女子有損傷。補益男子時，是通過滋養陽氣來補充體內的陰氣；補益女子時，是過度增加陽氣從而導致陽氣亢盛。容成說：對。

初生微論篇第八

【題解】本篇詳細探討了人剛出生及生長發育過程中的生理狀態，特別是腎精與天癸的作用，補充了《黃帝內經》中未詳盡論述的內容，並強調了珍惜天癸、知常達變的重要性。

容成問曰：人之初生，目不能睹，口不能餐，足不能履，舌不能語，三月而後見，八月而後食，期歲[1]而後行，三年而後言，其故何也？岐伯曰：人之初生，兩腎水火未旺也。三月而火乃盛，故兩目有光也。八月而水乃充，故兩齦有力也。期歲則髓旺而髕生矣。三年則精長而囟合矣。男十六天癸通，女十四天癸化。容成曰：男以八爲數，女以七爲數，予知之矣。天師於二八、二七之前，《內經》何未言也？岐伯曰：《內經》首論天癸者，歎天癸難生易喪也。男必至十六而天癸滿，年未十六皆未滿之日也。女必至十四而天癸盈，年未十四皆未滿之日也。既滿既盈，又隨年俱耗，示人宜守此天癸也。容成曰：男八八之後猶存，女七七之後仍在，似乎天癸之未盡也。天師何以七七、八八之後不再言之歟？岐伯曰：予論常數耳，常之數可定，變之數不可定也，予所以論常不論變耳。

【註釋】①期（jī）歲：亦作「朞（jī）歲」，一周歲。

【譯文】容成問：人剛剛出生的時候，眼睛不能看，嘴巴不能吃，腳不能走，舌頭不能說話，三個月後才能看見，八個月才能進食，一周歲後才能行走，三歲後才能言語，其中的原因是甚麼呢？岐伯說：人剛剛出生的時候，三月而火乃盛，故兩目有光也。八月而水乃充，故兩齦有力也。期歲則髓旺而髕生矣。三年則精長而囟合矣。男十六天癸通，女十四天癸化。是因為兩個腎臟的水火之氣尚未旺盛了三個月的時候，火氣開始旺盛，所以眼睛可以看見。到了八個月的時候，水氣開始充足，所以牙齦開始有力。一周歲的時候，骨髓旺盛，小腿開始有力量能行走。三歲的時候，精氣增長囟門閉合。男子在十六歲時天癸通暢，女子在十四歲時天癸出現。容成問：男子以八為周期數，女子以七為周期數，我知道了。天師在講述男子十六歲、女子十四歲的成長情況之前，《黃帝內經》為甚麼沒有記載呢？岐伯說：《黃帝內經》首次論述天癸，是感嘆天癸難以產生容易喪失。男子必須到十六歲天癸才會充盈，年齡未到十六歲都是天癸未充盈的時候。女子必須到十四歲天癸才會充盈，年齡未到十四歲都是天癸未充盈的時候。天癸充盈的時候，又會隨着年齡的增長而逐漸消耗，這是提示人們應該珍惜守護天癸。容成問：男子六十四歲之後依然存活，女子四十九歲之後仍然在世，似乎天癸沒有完全耗盡。天師為甚麼在四十九歲、六十四歲之後不再談論了呢？岐伯說：我談論的只是通常的規律，通常的規律可以確定，變化的規律不可以確定。這就是我談論通常的規律，不談論變化的規律的原因。

骨陰篇第九

【題解】本篇討論了嬰兒出生後骨骼發育的問題，特別是有關囟骨、耳後完骨和膝蓋骨的生長發育情況。詳細闡述了陰陽平衡對嬰兒生長發育的重要性，以及三骨與臟腑、疾病、壽命的關係。

鳥師[①]問於岐伯曰：嬰兒初生，無膝蓋骨，何也？岐伯曰：嬰兒初生，不止無膝蓋骨也，囟骨[②]、耳後完骨[③]皆無之。鳥師曰：何故也？岐伯曰：陰氣不足也。陰氣者，眞陰之氣也。嬰兒純陽無陰，食母乳而陰乃生，陰生而囟骨、耳後完骨、膝蓋骨生矣。生則兒壽，不生則夭。鳥師曰：其不生何也？岐伯曰：三骨屬陰，得陰則生，然亦必陽旺而長也。嬰兒陽氣不足，食母乳而三骨不生，其先天之陽氣虧也。陽氣先漓[④]，先天已居於缺陷，食母之乳，補後天而無餘，此三骨之所以不生也。三骨不生，又焉能延齡乎？鳥師曰：三骨缺一，亦能生乎？岐伯曰：缺一則不全乎其人矣。鳥師曰：請悉言之。岐伯曰：囟門不合則腦髓空也；完骨不長則腎宮虛也；膝蓋不生則雙足軟也。腦髓空則風易入矣；腎宮虛則聽失聰矣；雙足軟則顛仆多矣。鳥師曰：吾見三骨不全，亦有延齡者，又何故歟？岐伯曰：三者之中，惟耳無完骨者亦有延齡，然而疾病不能無也。若囟門不合，膝蓋不生，吾未見有生者，蓋孤陽無陰也。

【註釋】①鳥師：傳說古少皞氏在位之時，有鳳鳥來儀的祥瑞，於是以鳥名官，謂之鳥師。②囟骨：人頭頂部分的骨頭，俗稱天靈蓋。③完骨：指的是顳骨乳突的一部分。顳骨是顱骨的組成部分之一，位於顱骨的兩側，而乳突則是顳骨的一個突起部分。乳突下方耳後突起者，即被稱為「完骨」。④漓：淺薄、澆薄。

【譯文】鳥師向岐伯請問道：嬰兒剛剛出生，沒有膝蓋骨，是為甚麼呢？岐伯說：嬰兒剛剛出生，不只是沒有膝蓋骨，囟骨、耳後完骨也沒有。鳥師說：為甚麼呢？岐伯說：陰氣不足的緣故。陰氣，是真陰之氣。嬰兒剛剛出生時，體質純陽而無陰，吮吸母乳，陰氣才得以產生。陰氣產生之後，嬰兒的囟門骨、耳後完骨以及膝蓋骨就會生長發育。如果三骨正常生長，那麼嬰兒就能長壽；如果三骨不能正常生長，那麼嬰兒就可能會夭折。鳥師問：不能正常生長是為甚麼呢？岐伯說：三骨屬於陰性，得到陰氣的滋養就會生長發育，然而也必須依賴陽氣的旺盛才能茁壯成長。嬰兒的陽氣不足，即使吮吸了母乳，三骨也可能無法正常生長發育，這是因為嬰兒的先天陽氣虧損了。陽氣淺薄，說明先天之氣已經存在缺陷了，吮吸母乳補充營養，也無法彌補先天的不足，這就是三骨無法正常生長發育的原因。三骨不能正常生長發育，嬰兒又怎麼能延長壽命呢？鳥師問：三骨缺一，也能夠存活嗎？岐伯說：缺少一骨就不能生長成完整的人。鳥師說：請詳細地說說。岐伯說：囟門骨不合腦髓就會空虛；耳後完骨不長腎宮就會虧虛；膝蓋骨不生雙腳就會發軟。腦髓空虛賊風就容易從孔隙透入；腎宮虧虛就會失去聽力；雙腳發軟就會經常跌倒。鳥師問：我見過三骨發育不完全，也能夠接續生命的，又是甚麼原因？岐伯說：三骨之中，只有耳無完骨的那個接續生命，然而疾病不能夠避免。如果囟門骨不發育，膝蓋骨不發育，我還沒有見過能夠存活的，這是由於孤陽無陰的緣故。

卷 二

媾精受妊篇第十

【題解】本篇討論了男女媾精、受孕以及胚胎初期發育的生理過程。強調男女陰陽的交合是生命的起源，任、衝二脈在女性生殖系統中有至關重要的作用，同時也提出避免過早進行房事的重要性。

雷公問曰：男女媾精而受妊者，何也？岐伯曰：腎爲作強[①]之官，故受妊而生人也。雷公曰：作強而何以生人也？岐伯曰：生人者，即腎之技巧也。雷公曰：技巧屬腎之水乎？火乎？岐伯曰：水火無技巧也。雷公曰：離水火又何以出技巧乎？岐伯曰：技巧成於水火之氣也。雷公曰：同是水火之氣，何生人有男女之別乎？岐伯曰：水火氣弱則生女，水火氣強則生男。雷公曰：古云女先洩精則成男，男先洩精則成女，今曰水火氣弱則生女，水火氣強則生男，何也？岐伯曰：男女俱有水火之氣也，氣同至則技巧出焉，一有先後，不成胎矣。男洩精，女洩氣，女子洩精則氣脫矣，男子洩氣則精脫矣，烏能成胎？雷公曰：女不洩精，男不洩氣，何以受妊乎？岐伯曰：女氣中有精，男精中有氣，女洩氣而交男子之精，男洩精而合女子之氣，此技巧之所以出也。雷公曰：所生男女，有強有弱，自分於父母之氣矣，但有清濁壽夭之異，何也？岐伯曰：氣清則清，氣濁則濁，氣長則壽，氣促則夭。皆本於父母之氣也。雷公曰：生育本於腎中之氣，餘已知之矣，但此氣也，豫[②]於五臟七腑之氣乎？岐伯曰：五臟七腑之氣，一經不至，皆不成胎。雷公曰：媾精者，動腎中之氣也，與五臟七腑何豫乎？岐伯曰：腎藏精，亦藏氣。藏精者，藏五臟七腑之精也；藏氣者，藏五臟七腑之氣也。藏則俱藏，洩則俱洩。雷公曰：洩氣者，亦洩血乎？岐伯曰：精即血也。氣無形，血有形，無形化有形，有形不能化無形也。雷公曰：精非有形乎？岐伯曰：精雖有形，而精中之氣正無形也，無形隱於有形，故能靜能動。動則化耳，化則技巧出矣。雷公曰：微哉言乎！請傳之奕祀[③]，以彰化育焉。

【註釋】①作強：產生強勁之力。②豫：古同「與」，參與。③奕祀：亦作「奕禩」。世代、代代。

【譯文】雷公問：男女的精血交合就會懷孕，是為甚麼呢？岐伯說：腎臟具備使人發揮強力、保持精力充沛的能力，所以能夠懷孕而繁衍後代。雷公曰:發揮強力、保持精力充沛為甚麼會繁衍後代呢?岐伯說:繁衍後代,就是腎臟展現技巧的主要方式。雷公問:技巧是屬於腎臟的水呢?還是火呢?岐伯說:水火本身是沒有技巧的。雷公問:離開了水火又怎麼展現技巧呢?岐伯說:技巧的形成是源於水火之氣。雷公問:同樣是水火之氣,為甚麼會有男女的差別呢?岐伯說:水火之氣弱就會生女,水火之氣強就會生男。雷公問:古人說女子先洩精就生男,男子先洩精就生女,現在卻說水火之氣弱就生女,水火之氣強就生男,為甚麼呢?岐伯說:男女都具備水火之氣也,二氣同時交合技巧就產生了,一旦有先後的差別,就不能形成胎兒了。男子洩精,女子洩氣,女子洩精正氣就會耗脫,男子洩氣精氣就會散脫,怎麼能形成胎兒呢?雷公問:女子不洩精,男子不洩氣,又怎麼會受孕呢?岐伯說:女子的氣中有精,男子的精中有氣,女子洩氣交接男子的精液,男子洩精交合女子的精氣,這就是能夠生育的原因。雷公問:生下的男女,體能有強有弱,自然是從父母之氣那裏遺傳下來的,但是各有清濁壽夭的不同,是為甚麼呢?岐伯說:父母之氣輕清則清,重濁則濁,父母之氣綿長則長壽,短促則夭折,都是根源於父母之氣。雷公問:生育的根本在於腎中的精氣,我已經知道了,但腎中的精氣,與五臟七腑的氣有關聯嗎?岐伯說:五臟七腑的氣,只要一條經絡的氣血不至,都不能夠成胎。雷公問:精血交合的時候,牽動的是腎中的精氣,與五臟七腑有甚麼關係呢?岐伯說:腎貯藏精,也貯藏氣。藏精,指的是貯藏五臟七腑的精;藏氣,指的是貯藏五臟七腑的氣。藏的時候一同貯藏,洩的時候一同洩出。雷公問:洩氣,也會洩血嗎?岐伯說:精就是血。氣無形,血有形,無形可以生化有形,有形不能生化無形。雷公問:精不是有形的嗎?岐伯說:精雖然有形,但是精中的氣是無形的,無形隱藏在有形之中,所以能靜能動。運動就會產生變化,有變化就會有生育能力。

雷公說：真是精深微妙的言論啊！請世代流傳下去，以彰顯生息化育之功。

社生篇第十一

【題解】本篇探討了人生而白頭的原因，社神之日所生之人的不同變化，以及人體痣記的成因與顏色等問題。

少師問曰：人生而白頭，何也？岐伯曰：社日[①]生人，皮毛皆白，非止鬢髮之白也。少師曰：何故乎？岐伯曰：社日者，金日也。皮毛鬚鬢皆白者，得金之氣也。少師曰：社日非金也，天師謂之金日，此余之未明也。岐伯曰：社本土也，氣屬金，社日生人，犯金之氣。金氣者，殺氣也。少師曰：人犯殺氣，宜夭矣，何又長年乎？岐伯曰：金中有土，土乃生氣也。人肺屬金，皮毛亦屬金，金之殺氣得土則生，逢金則鬥。社之金氣伐人皮毛，不入人臟腑，故得長年耳。少師曰：社日生人，皮毛鬢髮不盡白者，又何故歟？岐伯曰：生時不同也。少師曰：何時乎？岐伯曰：非巳午時，必辰戌丑未時也。少師曰：巳午，火也，火能制金之氣，宜矣。辰戌丑未，土也，不助金之氣乎？岐伯曰：社本土也，喜生惡洩，得土則生，生則不克矣。少師曰：同是日也，何社日之凶如是乎？岐伯曰：歲月日時俱有神司之，社日之神與人最親，其性最喜潔也，生產則穢矣。兩氣相感，兒身受之，非其煞之暴也。少師曰：人生有記，赤如朱，青如靛，黑如鍋，白如雪，終身不散，何也？豈亦社日之故乎？岐伯曰：父母交姤，偶犯遊神②，爲神所指，志父母之過也。少師曰：色不同者，何故歟？岐伯曰：隨神之氣異也。少師曰：記無黃色者，何也？岐伯曰：黃乃正色，人犯正神③，不相校也，故亦不相指，不相指，故罔所記耳。

【註釋】①社日：古代農民祭祀土地神的節日。漢以前只有春社，漢以後開始有秋社。自宋代起，以立春、立秋後的第五個戊日為社日，立春後第五個戊日為春社，立秋後第五個戊日為秋社。②遊神：巡遊之神、遊蕩之鬼。③正神：上古正道之神，地位崇高，福國佑民，享受歷代帝王和官員祭祀。

【譯文】少師問：人出生的時候頭髮就是白的，為甚麼呢？岐伯說：社日出生的人，皮膚毛髮都是白的，並非只有鬢髮是白的。少師問：甚麼原因呢？岐伯說：社日是金日。皮膚、毛髮、鬍鬚、鬢髮都是白色，是得了金的氣質。少師說：社日五行不屬金，天師卻說是金日，這是我不明白的。岐伯說：社日原本是土日，氣質屬於金，社日出生的人，觸犯了金氣。金氣，是肅殺之氣。少師說：人觸犯了肅殺之氣應該會夭折的，又怎麼會延長壽命呢？岐伯說：金中含有土氣，土是生發之氣。人肺屬於金，皮膚毛髮也屬於金，金的肅殺之氣得到土氣就會生發，遇到金氣就會爭鬥。社日的金氣克伐人的皮膚、毛髮，沒有克入人的臟腑，所以可以延續壽命。少師問：社日出生的人，皮膚、毛髮、鬢髮沒有完全變白的，又是甚麼緣故呢？岐伯說：出生的時辰不同。少師問：甚麼時辰呢？岐伯說：不是巳時、午時，就必定是辰時、戌時、丑時和未時了。少師說：巳時、午時，屬於火，火能夠克制金的肅殺之氣，是適宜的。辰時、戌時、丑時和未時，屬於土，不是助長金的肅殺之氣嗎？岐伯說：社日原本是屬於土的，性喜生髮，厭惡生出，得到土氣就會生發，生發就不會克制了。少師問：同樣是時日，為甚麼社日這樣凶險呢？岐伯說：年月日時都有神明值守，社日的神明與人最是親近，生性最喜歡清潔，婦人生產的時候會產生汙穢之氣，汙穢之氣與清潔之氣相互交感，嬰兒承受了交感的清潔與汙穢之氣，並不是社日的煞氣凶暴。少師問：有的人出生的時候會有胎記，赤色的如同朱砂，青色的如同靛藍，黑色的如同鍋底，白色的如同冰雪，終身不會消散，為甚麼呢？難道也是社日的緣故嗎？岐伯說：父母的精血交合的時候，偶爾觸犯了巡遊之神，被神明指責，胎記是為了記錄父母的過失。少師問：胎記顏色不同，又是為甚麼呢？岐伯說：隨着神明之氣的不同而不同。少師問：胎記沒有黃色的，為甚麼呢？岐伯說：黃色乃是正色，人冒犯了正道之神，正道之神不會計較，所以也不會有指責，沒有指責，就不會有胎記了。

天厭火衰篇第十二

【題解】本篇探討了天厭之人的生理特徵、成因以及水火二氣對人體生理的影響，強調了陰陽平衡和水火二氣相互依存、相互制約的重要性，同時指出外陽的大小與內陽的旺盛程度密切相關。

容成問曰：世有天生男子，音聲如女子，外勢如嬰兒，此何故歟？岐伯曰：天厭之也。容成曰：天何以厭之乎？岐伯曰：天地有缺陷，安得人盡皆全乎？容成曰：天未嘗厭人，奈何以天厭名之？岐伯曰：天不厭，而人必厭也，天人一道，人厭卽天厭矣。容成曰：人何不幸成天厭也？岐伯曰：父母之咎也。人道[①]交感，先火動而後水濟之，火盛者生子必強，火衰者生子必弱，水盛者生子必肥，水衰者生子必瘦。天厭之人，乃先天之火微也。容成曰：水火衰盛，分強弱肥瘦，宜也，不宜外陽[②]之細小。岐伯曰：腎中之火，先天之火，無形之火也；腎中之水，先天之水，無形之水也。火得水而生，水得火而長，言腎內之陰陽也。水長火，則水為火之母；火生水，則火為水之母也。人得水火之氣以生身，則水火卽人之父母也。天下有形不能生無形也，無形實生有形。外陽之生，實內陽之長也。內陽旺而外陽必伸，內陽旺者，得火氣之全也。內陽衰矣，外陽亦何得壯大哉？容成曰：火既不全，何以生身乎？岐伯曰：孤陰不生，孤陽不長。天厭之人，但火不全耳，未嘗無陰陽也；偏於火者，陽有餘而陰不足，偏於水者，陰有餘而陽不足也。陽既不足，卽不能生厥陰[③]之宗筋[④]，此外陽之所以屈而不伸也，毋論剛大矣。容成曰：善。

【註釋】①人道：指男女交合。《詩經·大雅·生民》「以弗無子，履帝武敏歆」漢鄭玄箋：「心體歆歆然，其左右所止住，如有人道感已者也。」孔穎達疏：「謂如人夫妻交接之道。」②外陽：男性外生殖器。③厥陰：中醫學名詞，經脈名稱之一，是陰氣發展的最後階段，開始重新向陽的方面轉化的過程。包括手厥陰心包經和足厥陰肝經。④宗筋：諸筋會聚的大筋。宗筋聚於前陰，為人身許多經脈會合處。有約束骨節並使關節正常活動的作用。《黃帝內經•素問•痿論》：「前陰者，宗筋之所聚也。」

【譯文】容成問：世上有些男子，聲音如同女子，生殖器如同嬰兒，這是為甚麼呢？岐伯說：上天厭棄這種人。容成問：上天為甚麼厭棄他們呢？岐伯說：天地都有缺陷，人怎麼會都完全呢？容成問：上天未嘗厭棄人，為甚麼用上天厭棄命名呢？岐伯說：上天不厭棄，必然是人自身厭棄，上天、人事的道理是一樣的，人厭棄就是上天厭棄容成問：為甚麼有的人不幸會被上天厭棄呢？岐伯說：是父母的過失。父母交合時陰陽二氣相互交感，火氣先發動而後水氣上濟，火氣旺盛生下的孩子必定強壯，火氣衰弱生下的孩子必然孱弱，水氣旺盛生下的孩子必定肥壯，水氣衰弱生下的孩子必然瘦弱。上天厭棄的人，是先天之火衰微。容成說：水火之氣的盛衰變化，決定了體質的強弱和體態的肥瘦，是自然適宜的，但不應該出現生殖器細小的情況。岐伯說：腎中之火，是先天之火，無形之火；腎中之水，是先天之水，無形之水。腎陽得到腎陰的滋養而生生不息，腎陰得到腎陽的溫煦而循環代謝，這說的是腎中的陰陽。腎陰滋養腎陽時，腎陰即為腎陽之母，腎陽生發腎陰時，腎陽即為腎陰之母。人稟受水火二氣而生成人身，那麼水火二氣就可以說是人的父母。有形的物質世界不能生成無形的陰陽二氣，無形的陰陽二氣可以生成有形的物質世界。生殖器的生長發育，實際上是依賴腎中的陽氣才能生長。腎中陽氣旺盛，生殖器必然強健，腎中陽氣旺盛，是得到了火氣的充分滋養。腎中陽氣衰弱，生殖器又怎麼能強健有力呢？容成問：火氣不能充分滋養，又怎麼生成人身呢？岐伯說：單獨的陰無法生養萬物，單獨的陽也無法使萬物長久。上天厭棄的人，只是沒有得到火氣的充分滋養，並不是完全沒有陰陽二氣；火氣旺盛的人，陽氣有餘而陰氣不足，水氣旺盛的人，陰氣有餘而陽氣不足。陽氣不足，就不能產生厥陰經的宗筋，這就是生殖器痿而不用的原因，更不要說達到剛大強健的狀態了。容成說：好。

經脈相行篇第十三

【題解】本篇詳細闡述了十二經脈的循行規律，經脈的順逆走向，足少陰腎經的特殊性，及十二經脈與人體生理病理的關係。

雷公問曰：帝問脈行之逆順若何，余無以奏也，願天師明教以聞。岐伯曰：十二經脈有自上行下者，有自下行上者，各不同也。雷公曰：請悉言之。岐伯曰：手之三陰從臟走手，手之三陽從手走頭，足之三陽從頭走足，足之三陰從足走腹，此上下相行之數也。雷公曰：尚未明也。岐伯曰：手之三陰：太陰肺，少陰心，厥陰包絡也。手太陰從中府走大指之少商，手少陰從極泉走小指之少衝，手厥陰從天池走中指之中衝。皆從臟走手也。手之三陽：陽明大腸，太陽小腸，少陽三焦也。手陽明從次指商陽走頭之迎香，手太陽從小指少澤走頭之聽宮，手少陽從四指關衝走頭之絲竹空，皆從手走頭也。足之三陽：太陽膀胱，陽明胃，少陽膽也。足太陽從頭睛明走足小指之至陰，足陽明從頭頭維走足次指之厲兌，足少陽從頭前關走四指之竅陰，皆從頭走足也。足之三陰：太陰脾，少陰腎，厥陰肝也。足太陰從足大指內側隱白走腹之大包，足少陰從足心湧泉走腹之俞府，足厥陰從足大指外側大敦走腹之期門，皆從足走腹也。雷公曰：逆順若何？岐伯曰：手之陰經，走手爲順，走臟爲逆也；手之陽經，走頭爲順，走手爲逆也；足之陰經，走腹爲順，走足爲逆也；足之陽經，走足爲順，走頭爲逆也。雷公曰：足之三陰，皆走於腹，獨少陰之脈下行，何也？豈少陰經易逆難順乎？岐伯曰：不然，夫衝脈者，五臟六腑之海也。五臟六腑皆稟焉。其上者，出於頏顙[①]，滲諸陽，灌諸精，下注少陰之大絡，出於氣衝，循陰陽內廉[②]入膕中，伏行胻[③]骨內，下至內踝之後，屬而別，其下者，並由少陰經滲三陰，其在前者，伏行出跗屬，下循跗，入大指間，滲諸絡而溫肌肉，故別絡邪結則跗上脈不動，不動則厥，厥則足寒矣，此足少陰之脈少異於三陰而走腹則一也。雷公曰：其少異於三陰者爲何？岐伯曰：少陰腎經，中藏水火，不可不曲折以行，其脈不若肝脾之可直行於腹也。雷公曰：其走腹則一者何？岐伯曰：腎之性喜逆行，故由下而上，蓋以逆爲順也。雷公曰：逆行宜病矣。岐伯曰：逆而順，故不病，若順走是違其性矣，反生病也。雷公曰：當盡奏之。岐伯曰：帝問何以明之？公奏曰：以言導之，切而驗之，其髁必動，乃可以驗逆順之行也。雷公曰：謹奉教以聞。

【註釋】①頏（háng）顙（sǎng）：咽上上齶與鼻相通的部位，亦即軟口蓋的後部，此處有足厥陰肝經通過。②內廉：古代宮殿西階的東側角，引申指內側。③胻（héng）：小腿。

【譯文】雷公問：黃帝詢問經脈循行的逆順怎麼樣的，我沒有辦法回奏。希望天師明確的指教我。岐伯說：十二經脈有自上向下行的，有自下向上行的，各不相同。雷公說：請詳細的說說。岐伯說：手三陰經從臟走手，手三陽經從手走頭，足三陽經從頭走足，足三陰經從足走腹，這是上下循行之數。雷公說：我還沒有明白。岐伯說：手三陰經是：手太陰肺經，手少陰心經，手厥陰心包經。手太陰肺經從中府穴循行到大指的少商穴，手少陰心經從極泉穴循行到小指的少衝穴，手厥陰心包經從天池穴循行到中指的中衝穴，都是從臟走手。手三陽經是：手陽明大腸經，手太陽小腸經，手少陽三焦經，手陽明大腸經從次指商陽穴循行到頭部的迎香穴，手太陽小腸經從小指的少澤穴循行到頭部的聽宮穴，手少陽三焦經從四指的關衝穴循行到頭部的絲竹空，都是從手走頭。足三陽經是：足太陽膀胱經，足陽明胃經，足少陽膽經。足太陽膀胱經從頭部的睛明穴循行到足小趾的至陰穴，足陽明胃經從頭部的頭維穴循行到足次趾的厲兌穴，足少陽膽經從頭部的前關穴循行到足四趾的竅陰穴，都是從頭走足。足三陰經是：足太陰脾經，足少陰腎經，足厥陰肝經。足太陰脾經從足大趾內側的隱白穴循行到腹部的大包穴，足少陰腎經從足心的湧泉穴循行到腹部的俞府穴，足厥陰肝經從足大趾外側的大敦穴循行到腹部的期門穴，都是從足走腹。雷公問：循行的逆順是怎樣的呢？岐伯說：手三陰經，循行到手為順行，循行到臟為逆行；手三陽經，循行到頭為順行，循行到手為逆行；足三陰經，循行到腹部為順行，循行到足為逆行；足三陽經，循行到足為順行，循行到頭部為逆行。雷公說：足三陰經，都是循行到腹部，唯獨足少陰腎經是向下循行，為甚麼呢？難道是足少陰腎經容易逆行難以順行嗎?岐伯說:不是的,衝脈是五臟六腑之海。五臟六腑都稟受衝脈的脈氣。上行的一支,出於咽喉,滲透陽經,灌輸精氣,下注足少陰腎經的大絡,出於氣衝,循陰陽內廉入膕中,伏行胻骨內,下至內踝之後,屬而別出於氣衝穴,沿大腿內側前緣和後緣循行進入即膕窩,潛行於脛骨內側,然後下行至內踝之後,隨後繼續延伸並分支。下行的一支,並由少陰經滲三陰,其在前者,伏行出跗屬,下循跗,入大趾間,滲諸絡而溫肌肉,故別絡邪結則跗上脈不動,不動則厥,厥則足寒矣。此足少陰之脈少異於三陰,而走腹則一也。都由足少陰腎經滲透進足三陰經。足少陰腎經循行在足前方的部分,潛行而出,連接於足背,然後沿着足背向下循行,最終進入大趾之間,滲透於各個絡脈之中,溫煦肌肉,所以別絡如果感受病邪發生鬱結,就會導致足部的趺陽脈停止搏動,趺陽脈停止搏動,就會引發厥證,出現厥證,就會導致足寒,這是足少陰腎經的循行與其他三陰經稍微有些不同,但循行到腹部是相同的。雷公問:稍微與足三陰經不同的甚麼呢?岐伯說:足少陰腎經中蘊藏水火之氣,不可不曲折循行,足少陰腎經不像肝經、脾經那樣可以直行於腹部。雷公問:循行到腹部是相同的又是為甚麼呢?岐伯說:腎的稟性是喜好逆行的循行方式,所以腎經的循行方式是由下而上,這看似逆行的循行方式實際上是順應了腎經的稟性。雷公說:逆行的循行方式會生病了。岐伯說:逆行而上是順應腎經本性的,所以不會生病,如果是順行,則是違背了腎經的稟性,反而會生病了。雷公說:我會詳細地回奏給黃帝。岐伯說:黃帝詢問你如何詳細說明呢?雷公說:用言語引導,通過切按驗證,髁部必然會搏動,就可以驗證腎經的逆順循行了。雷公說:恭敬地接受您的教導並傳播。

經脈終始篇第十四

【題解】本篇詳細闡述了人體十二經脈的起始點和終止點，及其在體內的循行路徑，同時論述了經脈終始在診斷和治療中的應用。

雷公問於岐伯曰：十二經之脈既有終始，《靈》《素》詳言之，而走頭、走腹、走足、走手之義，尚未明也，願畢其辭。岐伯曰：手三陽從手走頭，足三陽從頭走足，乃高之接下也；足三陰從足走腹，手三陰從腹走手，乃卑之趨上也。陰陽無間，故上下相迎，高卑[①]相迓[②]，與晝夜循環同流而不定耳。夫陰陽者，人身之夫婦也；氣血者，人身之陰陽也。夫倡則婦隨，氣行則血赴，氣主煦之，血主濡之。乾作天門，大腸司其事也；巽作地戶[③]，膽持其權也；泰居艮，小腸之昌也；否居坤，胃之殃也。雷公曰：善！請言順逆之別。岐伯曰：足三陰自足走腹，順也；自腹走足，逆也。足三陽自頭走足，順也；自足走頭，逆也。手三陰自藏走手，順也；自手走藏，逆也。手三陽自手走頭，順也；自頭走手，逆也。夫足之三陰從足走腹，惟足少陰腎脈繞而下行，與肝脾直行者，以衝脈與之並行也，是以逆爲順也。

【註釋】①卑：地勢低下，與「高」相對。②迓（yà）：迎接。③地戶：古代傳說天有門，地有戶，天門在西北，地戶在東南。因稱地之東南為「地戶」。《周易參同契》認為「乾為天門，坤為地戶。」

【譯文】雷公向岐伯請教說：十二條經脈都有各自循行的起點和終點，《靈樞》《素問》中都有詳細的記載，然而循行到頭、腹、足、手的具體規律，還沒有明確闡述，希望您能夠完整地陳述。岐伯說：手三陽經從手循行到頭，足三陽經從頭循行到足，這是高處向低處延伸；足三陰經從足循行到腹，手三陰從腹循行到手，這是低處向高處趨上。陰陽經脈循行沒有間隙，因此形成了上下相接，高低相迎的循環，它與晝夜更替、萬物的循環流轉相似，連續不斷、永不停息。陰陽是人身的夫婦，氣血是人身的陰陽。丈夫倡導，妻子就會隨從，氣循行血也會跟隨，氣的主要功能是溫煦，血的主要功能是濡養。乾卦與天門對應，大腸主管與天門相關的生理活動；巽卦與地戶對應，膽主持與地戶相關的生理活動；泰卦與艮卦相聯繫，有利於小腸的生理活動；否卦與坤卦相關聯，對胃有不利的影響。雷公說：好！請說說逆行與順行的不同。岐伯說：足三陰經從足循行到腹，是順行；從腹循行到足，是逆行。足三陽經從頭循行到足，是順行；從足循行到頭，是逆行。手三陰經從臟循行到手，是順行；從手循行到臟，是逆行。手三陽經從手循行到頭，是順行；從頭循行到手，是逆行。足三陰經是從足循行到腹，只有足少陰腎經環繞並下行，與肝經、脾經上下直行，是由於衝脈與足少陰腎經並列循行，這看似逆向的運行實則順應了自然的規律。

經氣本標[1]篇第十五

【題解】本篇詳細闡述了經氣本標的基本概念，循行與分布規律，以及經氣標本在中醫診斷和治療中的應用。

雷公問於岐伯曰：十二經氣有標本乎？岐伯曰：有之。雷公曰：請言標本之所在。岐伯曰：足太陽之本在跟以上五寸中，標在兩絡命門；足少陽之本在竅陰之間，標在窗籠之前；足少陰之本在內踝下三寸中，標在背腧；足厥陰之本在行間上五寸所，標在背腧；足陽明之本在厲兌，標在人迎頰挾頏顙；足太陰之本在中封前上四寸中，標在舌本；手太陽之本在外踝之後，標在命門之上一寸；手少陽之本在小指次指之間上二寸，標在耳後上角下外眦；手陽明之本在肘骨中上至別陽，標在顏下合鉗上；手太陰之本在寸口中，標在腋內動脈；手少陰之本在銳骨之端，標在背腧；手心主之本在掌後兩筋之間二寸中，標在腋下三寸；此標本之所在也。雷公曰：標本皆可刺乎？岐伯曰：氣之標本，皆不可刺也。雷公曰：其不可刺，何也？岐伯曰：氣各有衝，衝不可刺也。雷公曰：請言氣衝。岐伯曰：胃氣有衝，腹氣有衝，頭氣有衝，脛氣有衝，皆不可刺也。雷公曰：頭之衝何所乎？岐伯曰：頭之衝，腦也。雷公曰：胸之衝何所乎？岐伯曰：胸之衝，膺[②]與背腧也，腧亦不可刺也。雷公曰：腹之衝何所乎？岐伯曰：腹之衝，背腧與衝脈及左右之動脈也。雷公曰：脛之衝何所乎？岐伯曰：脛之衝，卽臍之氣街及承山踝上以下，此皆不可刺也。雷公曰：不可刺止此乎？岐伯曰：大氣之摶而不行者，積於胸中，藏於氣海，出於肺，循咽喉呼吸而出入也。是氣海猶氣街也，應天地之大數，出三入一，皆不可刺也。

【註釋】①本標：「本」《說文解字》：「木下曰本」，即樹根部分；「標」《說文解字》：「木杪末也」，即樹梢部分。兩者位置有上下之分，標在上，本在下。上下相應就是標本相應。《淮南子》：「物類相動，本標相應」。經脈的「本」，是指經氣集中的本源部位，「標」，是指經氣瀰漫的散布部位。②膺：胸之兩旁的位置。

【譯文】雷公向岐伯請教說：十二經脈的氣有標本嗎？岐伯說：有的。雷公說：請說一說標氣和本氣的所在之處。岐伯說：足太陽膀胱經的本氣在足跟以上五寸中跗陽穴，標氣在兩條絡脈的睛明穴；足少陽膽經的本氣在竅陰穴，標氣在窗籠之前的聽宮穴；足少陰腎經的本氣在內踝下三寸中的交信穴，標氣在背腧的腎俞穴；足厥陰肝經的本氣在行間上五寸的中封穴，標氣在背腧的肝俞穴；足陽明胃經的本氣在厲兌穴，標氣在咽喉部的人迎穴；足太陰脾經的本氣在中封前上四寸中的三陰交穴，標氣在舌根部；手太陽小腸經的本氣在外踝的養老穴，標氣在睛明穴穴上一寸；手少陽三焦經的本氣在小指次指之間上二寸的中渚穴，標氣在耳後上角下目外眦端的絲竹空穴；手陽明大腸經的本氣在肘骨中往上的曲池穴，標氣在面部扶突穴上的頸鉗處；手太陰肺經的本氣在寸口中的太淵穴，標氣在腋窩內動脈的天府穴；手少陰心經的本氣在掌後銳骨末端的神門穴，標氣在背腧的心俞穴；手厥陰心包經的本氣在掌後兩筋之間二寸中的內關穴，標氣在腋下三寸的天池穴；這就是本氣與標氣的所在之處了。雷公問：標氣、本氣都可以進行針刺嗎？岐伯說：標氣、本氣都不可以針刺。雷公問：不可以針刺的原因是甚麼呢？岐伯說：氣各有要衝之處，要衝之處不可以直接針刺。雷公說：請解說氣的要衝之處。岐伯說：胃氣有要衝之處，腹氣有要衝之處，頭氣有要衝之處，脛氣有要衝之處，都不可以直接針刺。雷公問：頭部的要衝之處在哪裏呢？岐伯說：頭部的要衝之處是腦。雷公問：胸部的要衝之處在哪裏呢？岐伯說：胸部的要衝之處在胸膺和背腧，背腧也不可以針刺。雷公問：腹部的要衝之處在哪裏呢？岐伯說：腹部的要衝之處在背腧與衝脈及其左右的動脈。雷公問：脛部的要衝之處在哪裏呢？岐伯說：脛部的要衝之處就在臍部的氣街以及從承山穴到足踝上以下，這都是不可以針刺的。雷公問：不可以針刺的就這些嗎？岐伯說：大氣在體內凝聚不隨意循行的部分，積聚在胸中，隱藏在氣海，通過肺部，延着咽喉隨呼吸進出。這裏的氣海就是氣的街道，順應天地間的自然法則，呼出時分三道而出，吸入時聚為一而入，都不可以針刺。

臟腑闡微篇第十六

【題解】本篇主要闡述了人體臟腑的生理功能和病理變化，以及臟腑之間的相互關係，特別強調了臟腑與五行之間的對應關係，同時探討了臟腑在人體生命活動中的重要作用。

雷公問於岐伯曰：臟止五乎，腑止六乎？岐伯曰：臟六腑七也。雷公曰：臟六何以名五也？岐伯曰：心、肝、脾、肺、腎，五行之正也，故名五臟。胞胎非五行之正也，雖臟不以臟名之。雷公曰：胞胎何以非五臟之正也？岐伯曰：心，火也；肝，木也；脾，土也；肺，金也；腎，水也。一臟各屬一行，胞胎處水火之歧，非正也，故不可稱六臟也。雷公曰：腎中有火，亦水火之歧也，何腎稱臟乎？岐伯曰：腎中之火，先天火也，居兩腎中，而腎專司水也。胞胎上係心，下連腎，往來心腎，接續於水火之際，可名爲火，亦可名爲水，非水火之正也。雷公曰：然則胞胎何以爲臟乎？岐伯曰：胞胎處水火之兩歧，心腎之交，非胞胎之係不能通達上下，寧獨婦人有之，男子未嘗無也。吾因其兩歧置於五臟之外，非胞胎之不爲臟也。雷公曰：男女各有之，亦有異乎？岐伯曰：係同而口異也。男女無此系，則水火不交，受病同也；女係無口，則不能受妊，是胞胎者，生生之機，屬陰而藏於陽，非臟而何？雷公曰：胞胎之口，又何以異？岐伯曰：胞胎之係，上出於心之膜膈，下連兩腎，此男女之同也。惟女下大而上細，上無口而下有口，故能納精以受妊。雷公曰：腑七而名六何也？岐伯曰：大小腸、膀胱、膽、胃、三焦、包絡，此七腑也。遺包絡不稱腑者，尊帝耳。雷公曰：包絡可遺乎？岐伯曰：不可遺也。包絡爲脾胃之母，土非火不生。五臟六腑之氣咸仰於心君，心火無爲，必借包絡有爲，往來宣布，胃氣能入，脾氣能出，各臟腑之氣始能變化也。雷公曰：包絡既爲一腑，奈何尊帝遺之？尊心爲君火①，稱包絡爲相火，可乎？請登之《外經》，咸以爲則。

【註釋】①君火：主要指的是心火。因為心在中醫理論中被視為君主之官，具有主宰和統領全身臟腑功能的作用，所以心火也被稱為君火。

【譯文】雷公向岐伯請教說：臟只有五個，腑只有六個嗎？岐伯說：臟數有六，腑數有七。雷公問：臟數有六為甚麼說是五臟呢？岐伯說：心、肝、脾、肺、腎，是五行的正位，所以命名為五臟。胞胎不是五行的正位，雖然是臟，但不以臟命名。雷公問：胞胎為什麼不是五臟的正位呢？岐伯說：心五行屬火，肝五行屬木，脾五行屬土，肺五行屬金，腎五行屬水。一臟分別屬於一行，胞胎位於水火交互之處，不是正位，所以不能稱為六臟。雷公問：腎中有火，也是水火交互之處，為甚麼腎稱為臟呢？岐伯說：腎中之火，是先天之火，位於兩腎之中，而腎專門負責水液代謝。胞胎向上連心，向下係腎，往來於心腎之間，接續於水火交互之處，可以稱為火，也可以稱為水，不是水火的正位。雷公問：那麼胞胎為什麼可以稱為臟呢？岐伯說：胞胎處於水火交互之處，心腎相交，沒有胞胎的連繫，就不能上通下達，並不是只有女子具備，而男子沒有。我因為胞胎具有水火的特性，因此將它置於五臟之外，並不是胞胎不能稱為臟。雷公問：男女都有胞胎，也有不同嗎？岐伯說：連繫相同，但是開口不同。男女沒有胞胎的連繫，就會水火不交，感受病邪是相同的；女子連係如果沒有胞胎口，就不能受精懷孕，胞胎是生生不息的機關，性屬陰而藏有陽氣，不屬於臟又是甚麼呢？雷公問：胞胎的開口，又有甚麼不同呢？岐伯說：胞胎的連繫，在上從胞胎的膜膈出來，在下連繫腎臟，這是男女相同的。只是女子的連繫下端大上端細，上端沒有開口，下端有開口，所以能受精懷孕。雷公問：腑數有七為甚麼說是六腑呢？岐伯說：大腸、小腸、膀胱、膽、胃、三焦、心包絡，這是七腑。遺漏心包絡不稱為腑，是尊稱它為「皇帝」的緣故。雷公問：心包絡可以遺漏嗎？岐伯說：不可以遺漏。心包絡是脾胃之母，土離開火就不能生髮。五臟六腑的氣都仰仗心火之君，心火無所作為，必須借助心包絡而有所作為，往來宣發布散，胃氣能夠進入，脾氣才能夠發生，各臟腑的氣才能夠變化。雷公問：心包絡既然是一腑，為甚麼因為尊稱為「皇帝」而遺漏呢？尊心為君火，稱心包絡為相火，可以嗎？請記錄在《外經》裏，讓大家作為準則。

考訂經脈篇第十七

【題解】本篇系統的闡述和考訂了經脈理論，主要涵蓋了經脈的命名、循行路徑、生理功能、病理變化以及與臟腑、氣血等的相互關係。特別強調了經脈在人體生命活動中的重要作用，以及經脈理論在中醫診斷和治療中的應用價值。

雷公問於岐伯曰：十二經脈天師詳之，而所以往來相通之故，尚未盡也。幸宣明奧義，傳諸奕祀，可乎？岐伯曰：可。肺屬手太陰，太陰者，月之象也，月屬金，肺亦屬金。肺之脈走於手，故曰手太陰也。起於中焦胃脘之上，胃屬土，土能生金，是胃乃肺之母也。下絡大腸者，以大腸亦屬金，爲胃之庶子，而肺爲大腸之兄，兄能包弟，足以網羅之也，絡即網羅包舉之義。循於胃口者，以胃爲肺之母，自必遊熙於母家，省受胃土之氣也。肺脈又上於鬲，胃之氣多，必分氣以給其子，肺得胃母之氣，上歸肺宮，必由鬲而升。肺受胃之氣，肺自成家，於是由中焦而脈乃行，橫出腋下，畏心而不敢犯也。然而肺之系實通於心，以心爲肺之君，而肺乃臣也，臣必朝于君，此述職之路也。下循臑[①]內，行少陰心主之前者，又謁相之門也。心主即心包絡，爲心君之相，包絡代君以行事。心克肺金，必借心主之氣以相刑。呼吸相通，全在此系之相聯也。肺稟天玉之尊，必奉宰輔之令，所以行於少陰心主之前而不敢緩也。自此而下於肘中，乃走於臂，由臂而走於寸口、魚際，皆肺脈相通之道。循魚際出大指之端，爲肺脈之盡。經脈盡，復行，從腕後直出次指內廉，乃旁出之脈也。雷公曰：脾經若何？岐伯曰：脾乃土臟，其性濕，以足太陰名之。太陰之月，夜照於土，月乃陰象，脾屬土，得月之陰氣，故以太陰名之。其脈起於足之大指端，故又曰足太陰也。脾脈既起於足下，下必升上，由足大指內側肉際，過橫骨後，上內踝前廉，上踹內，循脛骨後，交出厥陰之前，乃入肝經之路也。夫肝木克脾，宜爲脾之所畏，何故脈反通於肝？不知肝雖克土，而木亦能成土，土無木氣之通，則土少發生之氣，所以畏肝而又未嘗不喜肝也。交出足厥陰之前，圖合於肝木耳。上膝股內前廉，入腹者，歸於脾經之本臟也。蓋腹，脾之正宮，脾屬土，居於中州，中州爲天下之腹，脾乃人一身之腹也。脾與胃爲表裏，脾內而胃外，脾爲胃所包，故絡於胃。脾得胃氣，則脾之氣始能上升，故脈亦隨之上鬲，趨喉嚨而至舌本，以舌本爲心之苗，而脾爲心之子，子母之氣自相通而不隔也。然而舌爲心之外竅，非心之內廷也，脾之脈雖至於舌，而終未至於心，故其支又行，借胃之氣，從胃中中脘之外上鬲，而脈通於膻中之分，上交於手少陰心經，子親母之象也。雷公曰：心經若何？岐伯曰：心爲火臟，以手少陰名之者，蓋心火乃後天也。後天者，有形之火也。星應熒惑[2]，雖屬火而實屬陰，且脈走於手，故以手少陰名之。他臟腑之脈皆起於手足，心脈獨起於心，不與衆脈同者，以心爲君主，總攬權綱，不寄其任於四末也。心之系，五臟七腑無不相通，尤通者，小腸也。小腸爲心之表，而心實絡於小腸，下通任脈，故任脈即借小腸之氣以上通於心，爲朝君之象也。心之係又上與肺相通，挾咽喉而入於目，以發其文明之彩也。復從心係上肺，下出腋下，循臑內後廉，行手厥陰經心主之後，下肘，循臂，至小指之內出其端，此心脈系之直行也。又由肺曲折而後，並脊直下，與腎相貫串，當命門之中，此心腎既濟之路也。夫心爲火臟，懼畏水克，何故係通于腎，使腎有路以相犯乎？不知心火與命門之火，原不可一日不相通也，心得命門之火則心火有根，心非腎水之滋則心火不旺。蓋心火必得腎中水火以相養，是以克爲生也。既有腎火腎水之相生，而後心之係各通臟腑，無扞格[3]之憂矣。由是而左通於肝，肝本屬木，爲生心之母也。心火雖生於命門先天之火，而非後天肝木培之，則先天之火氣亦不旺，故心之係通於肝者，亦欲得肝木相生之氣也。肝氣既通，而膽在肝之旁，通肝即通於膽，又勢之甚便者，況膽又爲心之父，同本之親尤無阻隔也。由是而通於脾，脾乃心之子也，雖脾土不借心火之生，然胃爲心之愛子，胃土非心火不生，心既生胃，生胃必生脾，此脾胃之系所以相接而無間也。由是而通於肺，火性炎上，而肺葉當之，得毋有傷？然而頑金非火不柔，克中亦有生之象，倘肺金無火，則金寒水冷，胃與膀胱之化源絕矣，何以溫腎而傳化於大腸乎。由是而通於心主，心主卽膻中包絡也，爲心君之相臣，奉心君以司化，其出入之經，較五臟六腑更近，眞有心喜亦喜、心憂亦憂之象，呼吸相通，代君司化以使令夫三焦，俾上中下之氣，無不畢達，實心之係通之也。雷公曰：腎經若何？岐伯曰：腎屬水，少陰正水之象。海水者，少陰水也，隨月爲盈虛，而腎應之。名之爲足少陰者，脈起於足少陰之下也，由足心而上，循內踝之後，別入跟中，上腨出膕，上股貫脊，乃河車之路[④]，卽任督之路也。然俱屬於腎，有腎水而河車之路通，無腎水而河車之路塞，有腎水而督脈之路行，無腎水而督脈之路斷，是二經之相通相行，全責於腎，故河車之路、督脈之路，卽腎經之路也。由是而行於肝，母入於子捨之義也。由是而行於脾，水行於地中之義也。過肝脾二經而絡於膀胱者，以腎爲膀胱之裏，而膀胱爲腎之表，膀胱得腎氣而始化，正同此路之相通，氣得以往來之耳。其絡於膀胱也，貫脊會督而還出於臍之前，通任脈始得達於膀胱，雖氣化可至，實有經可通而通之也。其直行者，又由肝以入肺，子歸母之家也。由肺而上循喉嚨，挾舌本而終，是欲朝君先通於喉舌也。夫腎與心雖若相克而實相生，故其係別出而繞於心，又未敢遽朝於心君，注胸之膻中包絡而後，腎經之精上奉，化為心之液矣，此君王下取於民之義，亦草野上貢於國之誼也。各臟止有一而腎有二者，兩儀之象也。兩儀者，日月也。月主陰，日主陽，似腎乃水臟，宜應月不宜應日，然而月之中未嘗無陽之氣，日之中未嘗無陰之氣，腎配日月，正以其中之有陰陽也，陰藏於陽之中，陽隱於陰之內，疊相為用，不啻日月之照臨也。蓋五臟七腑各有水火，獨腎臟之水火處於無形，乃先天之水火，非若各臟腑之水火，俱屬後天也。夫同是水火，腎獨屬之先天，實有主以存乎兩腎之間也。主者，命門也。命門為小心，若太極之象，能生先天之水火，因以生後天之水火也。於是裁成夫五臟七腑，各安於諸宮，享其奠定之福，化生於無窮耳。雷公曰：肝經若何？岐伯曰：肝屬足厥陰。厥陰者，逆陰也，上應雷火。脈起足大指叢毛之際，故以足厥陰名之。雷火皆從地起，騰於天之上，其性急，不可制抑，肝之性亦急，乃陰經中之最逆者，少拂其意，輒厥逆而不可止。循跗上上踝，交出太陰脾土之後，上胭內廉，循腹入陰毛中，過陰器，以抵於小腹，雖趨肝之路，亦趨脾之路也。既趨於脾，必趨於胃矣。肝之係既通於脾胃，凡有所逆，必先犯於脾胃矣，亦其途路之熟也。雖然，肝之係通於脾胃，而肝之氣必歸於本宮，故其係又走於肝葉之中，肝葉之旁有膽附焉，膽為肝之兄，肝為膽之弟，膽不絡肝而肝反絡膽者，弟強於兄之義也。上貫膈者，趨心之路也。肝性急，宜直走於心之宮矣，乃不直走於心，反走膜鬲，布於脅肋之間者，母慈之義也。慈母憐子必為子多方曲折，以厚其藏，脅肋正心宮之倉庫也，然而其性正急，不能久安於脅肋之間，循喉嚨之後，上入頏顙，連於目係，上出額間而會督脈於巔項，乃木火升上之路也。其支者，從目係下頰環唇，欲隨口舌之竅以洩肝木之鬱火也。其支者，又從肝別貫膈，上注肺中，畏肺金之克木，通此經為偵探之途也。雷公曰：五臟已知其旨矣，請詳言七腑。岐伯曰：胃經亦稱陽明者，以其脈接大腸手陽明之脈，由鼻額而下走於足也。然而胃經屬陽明者，又非同大腸之謂。胃乃多氣多血之腑，實有日月並明之象，乃純陽之腑，主受而又主化也。陽主上升，由額而遊行於齒口唇吻，循頤頰耳前而會於額顱，以顯其陽之無不到也。其支別者，從頤後下人迎，循喉嚨入缺盆，行足少陰之外，下膈通腎與心包之氣。蓋胃為腎之關，又為心包之用，得氣於二經，胃始能蒸腐水穀以化精微也。胃既得二經之氣，必歸於胃中，故仍屬胃也。胃之旁絡於脾，胃為脾之夫，脾為胃之婦，脾聽胃使，以行其運化者也。其直行者，從缺盆下乳內廉，挾臍而入氣街。氣街者，氣衝之穴也，乃生氣之源，探源而後，氣充於乳房，始能散布各經絡也。其支者，起於胃口，循腹過足少陰腎經之外，本經之裏下至氣街而合，仍是取氣於腎，以助其生氣之源也。由是而胃既得氣之本，乃可下行，以達於足。從氣街而下髀關，抵伏兔，下膝臏，循脛下跗，入中指之內庭而終者，皆胃下達之路也。其支者，從膝之下廉三寸，別入中指之外間，復是旁行之路，正見其多氣多血，無往不周也。其支者，別跗上，入大指間，出足厥陰，交於足太陰，避肝木之克，近脾土之氣也。雷公曰：請言三焦之經。岐伯曰：三焦屬之手少陽者，以三焦無形，得膽木少陽之氣，以生其火而脈起於手之小指次指之端，故以手少陽名之。循手腕出臂貫肘，循臑之外，行手太陽之裏，手陽明之外，火氣欲通於大小腸也。上肩循臂臑，交出足少陽之後，正倚附於膽木以取其木中之火也。下缺盆，由足陽明之外而交會於膻中；之上焦，散布其氣而絡繞於心包絡；之中焦，又下膈入絡膀胱以約下焦。若胃若心包絡若膀胱，皆三焦之氣往來於上中下之際，故不分屬於三經而仍專屬於三焦也。然而三焦之氣雖往來於上中下之際，使無根以為主，則氣亦時聚時散，不可久矣。詎知三焦雖得膽木之氣以生，而非命門之火則不長。三焦有命門以為根，而後布氣於胃，則胃始有運用之機；布氣於心包絡，則心包絡始有運行之權；布氣於膀胱，則膀胱始有運化之柄也。其支者，從膻中而上，出缺盆之外，上項係耳後，直上出耳上角至䪼[5]，無非隨腎之火氣而上行也。其支者，又從耳後入耳中，出耳前，過客主人之穴，交頰至目銳眥，亦火性上炎，隨心包之氣上行。然目銳眥實係膽經之穴，仍欲依附木氣以生火氣耳。雷公曰：請言心主之經。岐伯曰：心主之經即包絡之府也，又名膻中。屬手厥陰者，以其代君出治，為心君之相臣，臣乃陰象，故屬陰。然奉君令以出治，有不敢少安於頃刻，故其性又急，與肝木之性正相同，亦以厥陰名之，因其難順而易逆也。夫心之脈出於心之本宮，心包絡之脈出於胸中，包絡在心之外，正在胸之中，是脈出於胸中者，正其脈屬於包絡之本宮也。各臟腑脈出於外，心與包絡脈出於中，是二經較各臟腑最尊也。夫腎係交於心包絡，實與腎相接，蓋心主之氣與腎宮命門之氣同氣相合，故相親而不相離也。由是下於膈，歷絡三焦，以三焦之腑氣與命門心主之氣彼此實未嘗異，所以籠絡而相合爲一，有表裏之名，實無表裏也。其支者，循胸中出脅抵腋，循臑內行於太陰肺脾少陰心腎之中，取肺腎之氣以生心液也。入肘下臂，入掌內，又循中指以出其端。其支者，又由掌中循無名指以出其端，與少陽三焦之脈相交會，正顯其同氣相親，表裏如一也。夫心主與三焦兩經也，必統言其相合者，蓋三焦無形。借心主之氣相通於上中下之間，故離心主無以見三焦之用，所以必合而言之也。雷公曰：請言膽經。岐伯曰：膽經屬足少陽者，以膽之脈得春木初陽之氣，而又下趨於足，故以足少陽名之。然膽之脈雖趨於足，而實起目之鋭眥，接手少陽三焦之經也。由目鋭眥上抵頭角，下耳循頸，行手少陽之脈前，至肩上，交出手少陽之後，以入缺盆之外，無非助三焦之火氣也。其支者，從耳後入耳中，出走耳前，至目鋭眥之後，雖旁出其支，實亦仍顧三焦之脈也。其支者，別自目外而下大迎，合手少陽三焦，抵於䪼下，下頸，復合缺盆，以下胸中，貫膜、膈、心包絡，以絡於肝，蓋心包絡乃膽之子，而肝乃膽之弟，故相親而相近也。第膽雖肝之兄，而附於肝，實爲肝之表，而屬於膽。肝膽兄弟之分，即表裏之別也。膽分肝之氣，則膽之汁始旺，膽之氣始張，而後可以分氣於兩脅，出氣街，繞毛際而横入髀厭之中也。其直者，從缺盆下腋，循胸過季脅，與前之入髀厭者相合，乃下循髀外，行太陽陽明之間，欲竊水土之氣以自養也。出膝外廉，下胕骨以直抵絕骨之端，下出外踝，循跗上入小指次指之間，乃其直行之路也。其支者，又別跗上，入大指歧骨內出其端，還貫入爪甲，出三毛，以交於足厥陰之脈，親肝木之氣以自旺，蓋陽得陰而生也。雷公曰：請言膀胱之經。岐伯曰：膀胱之經屬足太陽者，蓋太陽爲巨陽，上應於日，膀胱得日之火氣，下走於足，猶太陽火光普照於地也。其脈起目內眥，交手太陽小腸之經，受其火氣也。上額交巔，至耳上角，皆火性之炎上也。其直行者，從巔入絡腦，還出別下項，循肩髆內挾脊兩旁下行，抵於腰，入循膂絡腎，蓋膀胱爲腎之表，故係連於腎，通腎中命門之氣，取其氣以歸膀胱之中，始能氣化而出小便也。雖氣出於腎經，而其係要不可不屬之膀胱也。其支者，從腰中下挾脊以貫臀，入膕中而止，亦借腎氣下達之也。其支者，從髆內別行下貫髀膂，下歷尻臀，化小便通陰之器而下出也。過髀樞，循髀外下合膕中，下貫於兩踹內，出外踝之後，循京骨，至小指外側，交於足少陰之腎經，亦取腎之氣可由下而升，以上化其水也。雷公曰：請言小腸之經。岐伯曰：小腸之經屬手太陽者，以脈起於手之小指，又得心火之氣而名之也。夫心火屬少陰，得心火之氣，宜稱陰矣。然而心火居於內者爲陰，發於外者爲陽，小腸爲心之表也，故稱陽而不稱陰，且其性原屬陽，得太陽之日氣，故亦以太陽名之。其脈上腕出踝，循臂出肘，循臑行手陽明少陽之外，與太陽膽氣相通，欲得金氣自寒，欲得木氣自生也。交肩上，入缺盆，循肩向腋下行，當膻中而絡於心，合君相二火之氣也。循咽下膈以抵於胃，雖火能生胃，而小腸主出不主生，何以抵胃，蓋受胃之氣，運化精微而生糟粕，猶之生胃也。故接胃之氣，下行任脈之外，以自歸於小腸之正宮，非小腸之屬而誰屬乎。其支者，從缺盆循頸頰上至目銳眦，入於耳中，此亦火性炎上，欲趨竅而出也。其支者，別循頰上䪼，抵鼻至目內眥，斜絡於顴，以交足太陽膀胱之經，蓋陽以趨陽之應也。雷公曰：請言大腸之經。岐伯曰：大腸之經名爲手陽明者，以大腸職司傳化，有顯明昭著之意，陽之象也。夫大腸屬金，宜爲陰象，不屬陰而屬陽者，因其主出而不主藏也。起於手大指次指之端，故亦以手名之。循指而入於臂，入肘上臑，上肩下入缺盆而絡於肺，以肺之氣能包舉大腸，而大腸之係亦上絡於肺也。大腸得肺氣而易於傳化，故其氣不能久留於膈中，而係亦下膈，直趨大腸以安其傳化之職。夫大腸之能開能闔，腎主之，是大腸之氣化宜通于腎，何以大腸之係，絕不與腎會乎。不知肺金之氣卽腎中水火之氣也，腎之氣必來於肺中，而肺中之氣既降於大腸之內，則腎之氣安有不入於大腸之中者乎。不必更有系通腎，而後得其水火之氣，始能傳化而開合之也。其支者，從缺盆上頸貫頰，入下齒縫中，還出夾兩口吻，交於唇中之左右，上挾鼻孔，正顯其得肺腎之氣，隨肺腎之脈而上升之徵也。

【註釋】①臑（nào）：中醫指人自肩至肘前側靠近腋部的隆起的肌肉。②熒惑：古指火星。因隱現不定，令人迷惑，故名。③扞（hàn）格：互相牴觸。④河車之路：又稱河車路，是腎氣運行的主要路徑，通常與任脈和督脈的循環相聯繫。⑤䪼（zhuō）：顴骨。

【譯文】雷公向岐伯請教說：十二經脈天師已經詳細地說明了，然而十二經脈循行往復、相互貫通的原因，還沒有詳盡地說明。希望您宣揚明示精湛深奧的義理，流傳給子孫後代，可以嗎？岐伯說：可以。

肺屬於手太陰經，太陰，是月亮的形象，月亮屬於金，肺也屬於金。肺脈循行在手上，所以稱為手太陰。手太陰肺經起源於中焦胃脘之上，胃屬於土，土能生金，所以說胃是肺的母親。向下聯絡大腸，因為大腸也屬於金，是胃的庶出之子，而肺是大腸的兄長，兄長能夠包容弟弟，足以網羅大腸，絡就是網羅包舉的意思。循行於胃口，因為胃是肺的母親，自然必須游熙在母親家，接受胃土的氣。肺脈又上行到膈膜，胃氣充足的時候，必然分氣供給它的兒子，肺獲得胃母的氣，向上循行歸屬於肺宮，必定通過膈膜而上升。肺接受胃氣，肺自成一家，於是通過中焦開始發出，脈才開始循行，橫向循行到腋下，畏懼心火而不敢冒犯。然而肺的脈係實際上與心是相通的，因為心是肺的君上，而肺是臣下，臣下必定朝見君上，這是陳述職守的通路。肺經向下循行到上臂內側，循行在手少陰心經、手厥陰心包經的前面，又是謁見相傳的門第。心主就是心包絡，為心君的相傳，心包絡代替心君從事。心火克制肺金，必定會借助心主之氣以相互制約。呼吸與心臟相通，全在此處的連繫與之相聯。肺稟承天玉的尊貴氣質，必定會奉行宰輔指令，這就是肺經循行在手少陰心經、手厥陰心包經的前面而不敢懈怠的原因。從此處而向下循行於肘中，轉而循行於手臂，接着由手臂循行於寸口、魚際，都是肺脈相通的道路。循行到魚際，從大指的末端出來，就到了肺脈的末端。經脈循行到末端後，繼續循行，從手腕後直出第二指的內側，這是從旁邊分出的絡脈。雷公問：脾經循行是怎樣的呢？岐伯說：脾是土臟，稟性屬濕，以足太陰命名。太陰的月光，夜間照在土上，月是陰象，脾屬於土，獲得月亮的陰氣，所以用太陰命名。脾脈起源於足大趾趾端，所以又稱為足太陰。脾脈起源於足下，在足下必然向上循行，由足大趾內側的赤白肉際處，經過橫骨後，上行到內踝前側邊緣，上行到足跟內側，循行到脛骨後，相交出足厥陰肝經的前面，然後進入肝經的循行路線。肝木克制脾土，應該是脾土所畏懼的，為甚麼經脈循行的路線反而與肝相通呢？不知道肝木雖然克制脾土，然而肝木也能夠促成脾土的形成，脾土沒有肝木之氣的疏通，那麼土就會缺少生發之氣，這就是畏懼肝卻又未嘗不喜歡肝的原因。相交出足厥陰肝經的前面，是為了與肝木之氣相合。上行到膝蓋、大腿內側的前面，進入腹部，是歸屬於脾經的本臟。因為腹，是脾的中正之宮，脾性屬土，位於中州，中州是天下的腹地，脾又是人身的腹地。脾與胃互為表裏關係，脾在內而胃在外，脾被胃所包含，所以絡屬於胃。脾得到胃氣，那麼脾氣才能夠上升，所以經脈也隨着上行到膈膜，上趨到喉嚨進而到達舌根，因為舌根是心之苗，而脾是心之子，子母之氣自然相互貫通而沒有間隔。然而舌是心與外界相通的孔竅，不是心的內廷，脾脈雖然循行到舌，但最終沒有到達心，所以脾脈的分支繼續循行，借助胃的土氣，從胃中中脘穴的外面上行到膈膜，而經脈貫通於膻中的分支，上行相交於手少陰心經，這是子女親近母親的徵象。雷公問：心經循行是怎樣的呢？岐伯說：心是火臟，以手少陰命名，因為心火是後天火。後天之火，是有形之火。對應熒惑星，雖然屬於火但本性其實屬陰，而且脈循行於手部，所以以手少陰命名。其他臟腑的經脈都是起源於手足，唯獨心脈起源於心，不與其他經脈的起源相同，因為心臟是君主之官，總攬朝綱大權，沒有將權力分任到四肢。心的脈係，五臟七腑沒有不與之相通，相通尤其密切的是小腸。小腸是心之表，而心實際上絡屬於小腸，在下與任脈相通，所以任脈借助小腸之氣上行與心相通，是朝見君上的形象。心的脈係又上行與肺相通，沿着咽喉循行到眼部，以顯現心臟文明的光彩。又從心繫上行到肺，向下出於腋下，沿着前臂內側後緣，循行於手厥陰經心包經之後，下行到肘部，沿着前臂，到達小指的內側出離其末端，這是手少陰心經脈係直行的部分。又由肺曲折向後，並沿着脊部直行向下，與腎相貫通串連，到達命門之中，這是心腎水火既濟的道路。心是火臟，畏懼水的克制，為甚麼會連繫溝通于腎，使腎水有通路侵犯心火呢？不知道心火與命門之火，原本不可以一日不相溝通，心得到命門之火，心火就會有根，心得不到腎水的滋養，心火就會不旺。心火必須得到腎中的水火二氣滋養，這是以克制為生發的道理。先有腎火腎水的相生，然後心的連繫分別貫通到各個臟腑，不會有互相牴觸的憂患。因此向左與肝相通，肝原本屬於木，是生發心火之母。心火雖然是的生發於命門先天之火，但如果沒有後天的肝木培育，那麼先天的火氣也不會旺盛，所以心脈的連繫與肝相通，也是想獲得肝木的相生之氣。肝氣已經貫通，而膽在肝的附近，與肝相通就相當於與膽相通了，這又是情勢的便捷之處了，況且膽木又是心火之父，本源相同的親屬尤其沒有阻隔。因此心與脾也相通了，脾土是心火之子，雖然脾土不需要借助心火的生髮，然而胃土是心火的愛子，胃土沒有心火不會生發，心火已經生發胃土，生發了胃必定會生發脾，這是脾胃的連繫相接續而沒有間斷的原因。因此心與肺就相通了，火的性質是炎盛而升上，而肺葉正處於這個位置，能不受到傷害嗎？然而堅硬的金屬沒有火的鍛煉就不會柔軟，克制中也有生發的跡象，倘若肺金沒有火的溫煦，那麼就會金寒水冷，胃與膀胱的氣化之源就斷絕了，怎麼溫養腎臟而輸送轉化到大腸呢。因此心就與心主相通了，心主就是膻中的包絡，是心君的相傅，尊奉心君以掌管教化，從心包出入的經絡，比五臟六腑更接近心君，實在是有心喜亦喜、心憂亦憂的跡象，呼吸相互貫通，代替心君掌管教化以差使三焦，使上中下之氣，沒有不完全通達的，實際上是心的連繫貫通。雷公問：腎經循行是怎麼樣的呢？岐伯說：腎屬於水臟，是少陰正水的形象。海水，是少陰水，隨着月象的盈虧，而腎與之相應。命名為足少陰，是因為經脈起源於足少陰之下，由足心向上，循行於足內踝的後緣，另外進入足跟中，向上循行到小腿出膕窩，上行到大腿貫通到脊柱，這是河車之路，也就是任督二脈循行的通路。然而都歸屬於腎，有腎水那麼河車之路就會暢通，沒有腎水那麼河車之路就會阻塞，有腎水那麼督脈的通路就會暢行，沒有腎水那麼督脈的通路就會斷絕，這兩條經絡的通行，都取決於腎，所以河車之路、督脈之路，就是腎經之路。由此運行到肝，是母臟滋養子臟的含義。由此運行到脾，體現了水在地下流動的規律。循行於肝脾二經而連絡於膀胱，因為腎是膀胱的內在根本，而膀胱是腎的外在表現，膀胱得到腎氣的滋養而發揮功能，這就好比道路相通一樣，氣血得以往來流通。連絡於膀胱，貫穿脊柱與督脈會合然後返回循出肚臍前方，貫通任脈才得以到達膀胱，雖然氣化可以到達，但實際是有賴於經絡的貫通而暢通。徑直循行的部分，又是通過肝而進入肺，這是子臟進入母臟了。經由肺而向上循行到喉嚨，夾在舌根處而終止，這是想朝見心君必須先經過咽喉、口舌。腎與心雖然看起來是相克關係，但實際上是相生，所以腎經在分出後環繞於心，又不敢貿然朝見心君，先注入胸部的膻中包絡，隨後腎經的精氣向上供奉，轉化為心液，這是君王向下汲取於民眾的含義，也是民間向上進貢於國家的道義。各個臟器都只有一個而腎臟有二個，是兩儀的徵象。兩儀，就是日月。月亮預示陰，太陽預示陽，腎是水臟，似乎應該預示月不應該預示日，然而月亮中不是沒有一點陽氣，太陽中不是沒有一點陰氣，腎同時匹配日月，正是因為內部蘊藏着陰陽兩種力量，陰潛藏在陽之中，陽隱含於陰之內，相互交織發揮作用，無異於日月照射大地。五臟七腑各自蘊含有水火元素，唯獨腎臟的水火處於無形，是先天的水火，不同於其他各個臟腑的水火，都屬於後天。同樣是水火，唯獨腎歸屬於先天，實際上是有主導元素存在於兩腎之間。這個主導因素就是命門。命門是小心，如同太極的徵象，能夠衍生先天的水火，然後生發後天的水火。進而生成五臟七腑，各自安於自身的位置，享受命門建立帶來的益處，化生無窮的生命力，生生不息。雷公問：肝經循行是怎麼樣的呢？岐伯說：肝屬於足厥陰。厥陰是逆陰，向上對應雷火。經脈起源於足大趾叢毛的交界處，所以用足厥陰命名。雷火都是從地面生起，升騰於天上，性質迅猛急切，不能夠抑制，肝的稟性也是急躁，是陰經中最逆反的，稍微有一點違背肝臟的意願，就會導致肝氣鬱結，進而發生厥逆，不可停止。肝經循着足背向上，經過足踝，與足太陰脾經相交後，出現在脾經的後面，繼續上行到大腿內側，沿著腹部進入陰毛中，經過陰器，然後抵達小腹，雖然是趨向肝的路徑，也是趨向脾路徑。既然趨向於脾，必然也趨向於胃了。肝經的脈絡與脾胃相互貫通，凡是肝出現逆滯的時候，必定會先犯脾胃，也是因為路徑熟悉的緣故。既然如此，肝經的脈絡與脾胃相互貫通，而肝臟的氣機最終會回歸本宮，所以肝經的脈絡又循行於肝葉之中，肝葉的旁邊有膽依附，膽為肝的兄長，肝為膽的弟弟，膽不連絡肝而肝反而連絡膽，是弟弟強於兄長的意思。向上貫通胸膈，趨向心的路徑。肝性急躁，適宜直接循行到心臟部位，然而沒有直接循行到心，反而循行到膜膈膜，分布在脅肋之間，這是母親慈愛子女的意思。慈母憐愛子女必定會為子女多方迂回委婉，使其儲藏豐厚，脅肋正是心宮的倉庫，然而肝木的性情本就急躁，不能長期停留在脅肋之間，循行到喉嚨的後面，向上進入咽喉部，連絡於目係，向上循行到額頭而與督脈在巔項會合，這是木火升上的路徑。肝經的分支，從目係分出，下行到頰部，環繞口唇，隨口舌的開竅以疏洩肝木的鬱火。肝經的另一分支，又從肝臟貫通膈膜，上行注入肺中，肝木畏懼肺金克木，通過此條經絡作為暗中探察的途徑。雷公說：五臟經脈循行的要旨已經知道了，請詳細解說七腑的經絡循行。岐伯說：胃經也稱為陽明的原因，是因為胃經連接着大腸手陽明經，通過鼻額而向下循行到足部。然而胃經屬於陽明，又不同於大腸的稱謂。胃是多氣多血的腑臟，實際上有日月並明的徵象，是純陽的腑臟，主受盛水穀而又主運化水穀精微。陽主上升，通過額頭而循行到牙齒和嘴唇，循行到面頰、耳前，而交會於額頭，以表明此經的陽氣無所不到。胃經的分支，從面頰後下行到人迎穴，循行到喉嚨後進入缺盆，循行於足少陰腎經的外側，下行通過膈膜，貫通腎與心包之氣。因為胃是腎的關口，又被心包所用，獲得足少陰腎經和手厥陰心包經二經的精氣，胃才能腐熟水穀以運化水穀精微。胃已經獲得二經之氣，必然歸屬於胃中，所以仍然屬於胃。胃經的旁支與脾經連絡，胃為脾的丈夫，脾為胃妻子，脾聽從胃的支配，以行使運化的功能。胃經直行的分支，從缺盆向下循行到乳房內側，挾肚臍而進入腹股溝外的氣街穴。氣街指的是氣衝這個穴位，是生長發育的來源，探明源頭之後，氣血充盈於乳房，才能散布於各個經絡。胃經的分支，起源於胃口，循着腹部經過足少陰腎經的外側，本經的裏面下到氣街而會合，仍然是從腎經獲得氣源，以助長生長發育的源頭。因此胃已經獲得氣的本源，就可以向下循行，已到達足部。從氣街下行到髀關穴，抵達伏兔穴，下到膝蓋的臏骨，循着脛骨下行到足背，進入足中趾的內庭穴而終止，都是胃經下行的路徑。胃經的又一分支，從膝部下面三寸的足三裏穴分出，另外循行於足中趾的外側，又是另外循行的路徑，正好表明胃經多氣多血，無往不周的特性。胃經的另一分支，另外循行於足背上，進入足大趾間，出足厥陰肝經，與足太陰脾經相交，避免肝木的克伐，接近脾土之氣。雷公說：請解說三焦經。岐伯曰：三焦經屬於手少陽，因為三焦無形，獲得膽木少陽之氣，以便生發火氣，經脈起源於手的小指次指的末端，所以用手少陽命名。沿着手腕循行到手臂，上貫到肘部，循行在手臂外側，手太陽小腸經的內側，手陽明大腸經的外側，火氣有貫通於大小腸的趨勢。上行到肩部，循行到臂臑穴，相交出於足少陽膽經的後面，正是倚附於膽木，以便獲得木中的火氣。下行到缺盆，經由足陽明胃經的外側，而相交會於膻中；到達上焦，散布三焦之氣而連絡環繞於心包絡；到達中焦，又下行貫穿膈膜，連絡膀胱以約束下焦。胃、心包絡、膀胱，都是三焦之氣往來於上中下的交界處，所以不分屬於三條經絡，而仍然專屬於三焦經。然而三焦之氣雖然往來於上中下的交界處，假使沒有根氣作為主宰，那麼氣也就會時聚時散，不能長久了。怎知三焦雖然得到膽木之氣以生髮，然而沒有命門之火就不能生長。三焦之火有命門作為根本，然後布散真氣於胃，那麼胃才有發揮功用的樞機；布散真氣於心包絡，那麼心包絡才有運行的權利；布散真氣於膀胱，那麼膀胱才有運化的根本。三焦經的分支，從膻中穴上行，循出缺盆穴的外側，上行到頸項，連係耳後，直行向上出耳上角，到達顴骨，都是隨著腎的火氣而上行。三焦經的分支，又從耳後開始循行進入耳中，循出耳前，經過客主人穴，相交於面部，最後到達目銳眦，這也體現了火向上升騰的特性，隨着心包經的經氣上行。然而目銳眦實際上是膽經的穴位，仍然是依附木氣的生發以助長火氣。雷公說：請解說心包經。岐伯說：心包經就是包絡的府第，又稱為膻中。屬於手厥陰，是因為它代替心君治理國家，是心君的大臣，臣是陰的徵象，所以屬陰。然而尊奉君主的政令以治理國家，不敢有絲毫的懈怠，所以它的性情又是急躁的，與肝木的性情正好相同，也以厥陰命名，因為它難以平順而容易上逆。心經的脈絡從心臟出發，心包絡的經脈從胸中出發，心包絡在心臟的外面，正好在胸中，這條經脈從胸中發出的，正是從屬於心包絡的本宮出發的。各個臟腑的經脈從外面分出，心與心包絡的經脈從裏面分出，這二條經脈比其他各個臟腑更尊貴。腎的係脈與心包絡相交，實際是與腎相連接，心主之氣與腎宮的命門之氣氣類相同而相互投合，所以相互親近而不分離。從此處下行穿過膈膜，依次連絡三焦，由於三焦之腑氣與命門、心主之氣彼此其實沒有差異，所以籠絡在一起而相合為一，雖然有表裏的名稱，實際卻沒有表裏的實質。心包經的分支，循行到胸中，出脅肋部，抵達腋下，沿着手臂內側循行在手太陰肺經、足太陰脾經、手少陰心經、足少陰腎經之中，獲得肺腎之氣以生成心液。進入脈中，下行到手臂，進入手掌內，又循行到中指，從中指端分出。心包經的另一分支，又從手掌中央沿着無名指循行到末端，與手少陽三焦經脈相交會，正顯示二經氣類相同相互親近，表裏如一。心包經與三焦經是兩條經脈，卻必須合在一起說明它們相合的情況，因為三焦沒有實形。需要借助心主之氣溝通上中下之間，所以離開了心包經就不能體現三焦的功用，所以必須合在一起說明。雷公說：請解說膽經。岐伯說：膽經屬於足少陽，是因為膽的經脈獲得得春木的初陽之氣，而又向下趨行到足，所以以足少陽命名。然而膽的經脈雖然趨行到足，其實是起源於目銳眦，連接手少陽三焦經。經由目銳眦上行，抵達頭角，下行到耳後，沿着頸部，循行在手少陽三焦經脈的前面，到達肩上，相交出於手少陽三焦經的後面，進入缺盆的外面，是助長三焦的火氣。膽經的分支，從耳後進入耳中，出行到耳前，到達目銳眦的後面，雖然是旁出的分支，實際上仍然是顧及三焦的經脈。膽經的另一分支，另外從目外眦而下行到大迎穴，會合手少陽三焦經，抵達顴骨下，下行到頸部，又在缺盆穴會合，下行到胸中，貫通膈膜、胸膈、心包絡，以連絡肝，因為心包絡是膽之子，肝是膽之弟，所以相親而相近。膽雖然是肝之兄，卻依附於肝，實際是肝之表，而屬於膽。肝膽的兄弟之分，就是表裏之別。膽分取肝之氣，那麼膽汁才開始旺盛，膽氣才開舒始張，然後可以分布氣到兩脅，出於氣街，繞行陰毛，橫行進入大腿骨外的環跳穴。膽經直行向下的經脈，從缺盆下行到腋下，沿着胸部，經過季脅，與之前進入大腿骨的經脈會合後，再向下循行到股骨外，循行在太陽經、陽明經之間，想竊取水土之氣以滋養自身。循出膝蓋外側腓骨，下行到胕骨，直行抵達絕骨末端，下行循出外踝，沿足背向上進入足小趾、次趾之間，這是膽經直行的路徑。膽經的又一分支，又另外從足背向上，進入足大趾歧骨內循出末端，折回再貫通進入爪甲，出足大趾三毛之際，與足厥陰肝經相交，親近肝木之氣以自旺，大概是陽得陰而生發。雷公說：請解說膀胱經。岐伯說：膀胱經屬於足太陽，因為太陽是巨陽，在上對應天上的太陽，膀胱獲得太陽的火氣，向下循行到足，猶如太陽的火光普照大地。足太陽膀胱經的經脈起源於目內眥，與手太陽小腸經相交，接受小腸經的火氣。上行到額部，交於巔頂，到達耳上角，都是由於火炎上的特性。膀胱經直行的部分，從巔頂進入，連絡腦部，從頸項下分出，循行於肩髆內，沿著脊柱兩旁下行，抵達腰部，進入循行於脊柱兩旁的肌肉而連絡腎，因為膀胱是腎之表，所以脈係連於腎，貫通腎中命門之氣，獲取腎中之氣，注入膀胱之中，然後才能氣化排出小便。雖然氣是出於腎經，然而係要不能不屬於膀胱。膀胱經的又一分支，從腰中下行，沿著脊柱，下行到臀部，進入膕中就停止了，這也是借助腎氣下達。膀胱經的另一分支，從肩胛內側另外循行，向下貫通髀脊，下行經過臀部尾椎骨，氣化小便，貫通陰器，而從陰器下繼續下行。經過髀樞，沿着大腿骨的外側，向下循行到膕中會合，再向下貫通於兩小腿內側，循出外踝後，沿着京骨，到達足小趾外側，相交於足少陰腎經，也是獲取腎中之氣，由下而上升，以上行氣化膀胱的水液。雷公說：請解說小腸經。岐伯說：小腸經屬於手太陽，以小腸經脈起源於手小指，又得心火之氣而命名。心火屬於少陰，獲得心火之氣，應該稱為陰。然而心火居於內的為陰，發於外的為陽，小腸為心之表，所以稱陽而不稱陰，而且小腸經的特性原本屬於陽，得到太陽的日氣，所以也用太陽命名。手太陽小腸經的經脈從手小指末端上行到手腕，出手外踝，沿着手臂循出肘部，循行於手臂的手陽明經、手少陽經的外側，與太陽膽氣相通，想得到金氣以自寒，得到木氣以自生。相交於肩上，進入缺盆，沿着肩部向腋下循行，正當膻中而連絡於心，合併君相二火之氣。沿着咽喉下行，過膈部以抵達於胃，雖然心火能生胃土，然而小腸的功能是主傳出不主生發，怎麼會抵達胃部呢？因為受納胃氣，進而運化水穀精微而排泄糟粕，猶如生出胃土。所以接納胃氣，下行到任脈的外面，自歸於小腸的正宮，非小腸之屬又屬誰呢。小腸經的分支，從缺盆沿着頸部、頰部上行至目銳眦，進入耳中，這也是由於火炎上的特性，想從上竅而出。小腸經的又一分支，另外沿着頰部，上行到顴骨，抵達鼻部，到達目內眥，斜行連絡於顴骨，與足太陽膀胱經相交，大概是陽經趨向陽位的對應。雷公說：請解說大腸經。岐伯碩：大腸經命名為手陽明，是因為大腸的職能是主管傳化糟粕，有顯明昭著的意思，是陽的徵象。大腸五行屬金，應該是陰象，不屬陰而屬陽的原因，是由於大腸的功能是主傳出而不主收藏。起源於手大指、次指的末端，所以也用手命名。沿着食指上行到小臂、肘部，經過上臂，上行到肩部，向下進入缺盆而連絡於肺，因為肺氣能包舉大腸，而大腸的脈系也向上連絡於肺。大腸得肺氣而容易傳化，所以大腸之氣不能長期停留於膈中，大腸經的支系也下行到膈部，直行趨向大腸發揮大腸的傳化之職。大腸能開能闔，是由於腎氣的主宰，大腸的氣化應該與腎相通，為甚麼大腸的支系，絲毫不與腎交會呢。這是不知道肺金之氣就是腎中的水火之氣，腎之氣必定來自肺中，而肺中之氣已經降於大腸之內，那麼腎之氣怎麼會不入於大腸之中呢。不需要更有支係通于腎，而後得腎中的水火之氣，才能傳化而開合。大腸經的分支，從缺盆上行到頸部，貫通頰部，進入下齒縫中，循出環繞上下嘴唇，相交於唇中的左右兩側，上行挾鼻孔，正是顯示大腸經得肺腎之氣，隨着肺腎的脈氣而上升的徵象。

包絡配腑篇第十八

【題解】本篇主要探討了心包絡是歸屬於臟還是腑，以及與三焦的相互關係及其配屬問題，同時闡述了心包絡與三焦的生理功能。

天老[①]問於岐伯曰：天有六氣[②]，化生地之五行，地有五行，化生人之五臟。有五臟之陰，卽宜有五腑之陽矣，何以臟止五，腑有七也？岐伯曰：心包絡，腑也，性屬陰，故與臟氣相同，所以分配六腑也。天老曰：心包絡旣分配腑矣，是心包絡卽臟也，何不名臟而必別之爲腑耶？岐伯曰：心包絡，非臟也。天老曰：非臟列於臟中，毋乃不可乎？岐伯曰：臟稱五不稱六，是不以臟予包絡也。腑稱六不稱七，是不以腑名包絡也。天老曰：心包絡，非臟非腑何以與三焦相合乎？岐伯曰：包絡與三焦爲表裏，二經皆有名無形，五臟有形與形相合，包絡無形，故與無形相合也。天老曰：三焦爲孤臟，旣名爲臟，豈合於包絡乎？岐伯曰：三焦雖亦稱臟，然孤而寡合，仍是腑非臟也，捨包絡之氣，實無可依，天然配合，非勉強附會也。天老曰：善。雷公曰：肺合大腸，心合小腸，肝合膽，脾合胃，腎合膀胱，此天合也。三焦與心包絡相合，恐非天合矣。岐伯曰：包絡非臟而與三焦合者，包絡裏三焦表也。雷公曰：三焦腑也，何分表裏乎？岐伯曰：三焦之氣，本與腎親，親腎不合腎者，以腎有水氣也。故不合腎而合於包絡耳。雷公曰：包絡之火氣出於腎，三焦取火於腎，不勝取火於包絡乎。岐伯曰：膀胱與腎爲表裏，則腎之火氣必親膀胱而疏三焦矣。包絡得腎之火氣，自成其腑，代心宣化[3]，雖腑猶臟也。包絡無他腑之附，得三焦之依而更親，是以三焦樂爲表，包絡亦自安於裏，孤者不孤，自合者永合也。雷公曰：善。應龍[4]問曰：包絡腑也，三焦亦自成腑，何以爲包絡之使乎？岐伯曰：包絡卽膻中也，爲心膜鬲，近於心宮，遮護君主，其位最親，其權最重，故三焦奉令不敢後也。應龍曰：包絡代心宣化，宜各臟腑皆奉令矣，何獨使三焦乎？岐伯曰：各腑皆有表裏，故不聽包絡之使，惟三焦無臟爲表裏，故包絡可以使之。應龍曰：三焦何樂爲包絡使乎？岐伯曰：包絡代心出治，腑與臟同，三焦聽使於包絡，猶聽使於心，故包絡爲裏，三焦爲表，豈勉強附會哉。應龍曰：善。

【註釋】①天老：中國古代神話傳說中的人物，相傳為黃帝輔臣，著有《雜子陰道》十五卷。②六氣：在天空中依不同季節、不同方位的六種正常的自然氣候因素而生的變化。指風、寒、暑、濕、燥、火。或稱為「六元」。③宣化：傳布君命，教化百姓。④應龍：古代中國神話傳說中一種有翼的上古神龍，又名飛龍，亦作黃龍，有學者推測應龍以庚辰為名；本居於天，曾作為黃帝大將斬殺蚩尤、夸父，曾以尾畫地成江，助大禹治水，擒獲無支祁，具有強大的力量和智慧，能夠控制天氣和自然元素。是黃帝身邊的重要臣子，忠誠地輔佐黃帝治理天下。

【譯文】天老向岐伯請教說：上天有六氣，化育生長為地的五行，大地有五行，化育生長為人的五臟。有五臟之陰，就應當有五腑之陽，為甚麼臟只有五個，而腑有七個呢？岐伯說：心包絡，是腑，特性屬陰，所以與臟氣相同，這就是分配為六腑的原因。天老說：心包絡已經分配為腑了，那麼心包絡就是臟了，為甚麼不命名為臟而必須另外稱腑呢？岐伯說：心包絡，不是臟。天老說：不是臟卻列在臟中，這樣恐怕不合適吧？岐伯說：臟稱五而不稱六，是不以臟命名包絡。腑稱六而不稱七，是不以腑命名包絡。天老說：心包絡，非臟非腑，為甚麼能與三焦相合呢？岐伯說：包絡與三焦互為表裏，二經都是有名無形，五臟是有形與有形相合，包絡無形，所以與無形相合。天老說：三焦是孤臟，既命名為臟，怎麼與包絡相合呢？岐伯說：三焦雖然也稱為臟，然而是孤立的，沒有與之相合的，仍然是腑不是臟，捨棄了包絡之氣，其實沒有甚麼可依賴的，這是天然配合，不是勉強附會。天老說：對。雷公說：肺與大腸相合，心與小腸相合，肝與膽相合，脾與胃相合，腎與膀胱相合，這是天然的配合。三焦與心包絡相合，恐怕不是天然配合吧。岐伯說：包絡不是臟而與三焦相合，是由於包絡為裏，三焦為表。雷公問：三焦是腑，怎麼分表裏呢？岐伯說：三焦之氣，原本與腎親近，親近腎而不與腎相合，因為腎有水氣。所以不與腎相合而而與包絡相合。雷公說：包絡的火氣源出於腎，三焦從腎獲得火氣，不是勝於從包絡取火嗎？岐伯說：膀胱與腎互為表裏，那麼腎的火氣必然親近膀胱而疏遠三焦了。包絡獲得腎的火氣，自然成為腑，代替心君施布教化，雖然是腑卻好像臟一樣。包絡沒有他腑的依附，得到三焦的依附而更加親近，所以三焦樂得為表，包絡也自然安於裏，孤立的腑不再孤立，相互配合的臟腑也就永久相合了。雷公說：好。應龍請問道：包絡是腑，三焦也自然是腑，為甚麼會成為包絡的使臣呢？岐伯說：包絡就是膻中，是心臟的膜膈，靠近心宮，遮擋保護君主，位置最親近，權力最重大，所以三焦遵奉命令不敢稍有懈怠。應龍說：包絡代替心君施布教化，應該各個臟腑都遵奉命令，為甚麼只有三焦是使者呢？岐伯說：各個腑都有表裏，所以不聽從包絡的指使，只有三焦沒有臟互為表裏，所以包絡可以指使它。應龍說：三焦為甚麼樂於成為包絡的使臣呢？岐伯說：包絡代替心君治理國家，腑與臟同，三焦聽從包絡的指使，猶如聽命於心，所以包絡為裏，三焦為表，怎麼會是勉強附會呢。應龍說：對。

卷 三

膽腑命名篇第十九

【題解】本篇主要探討了膽腑的命名由來、生理功能、特性以及與其他臟腑的相互關係。

胡孔甲[1]問於岐伯曰：大腸者，白腸也，小腸者，赤腸也，膽非腸，何謂青腸乎？岐伯曰：膽貯青汁，有入無出，然非腸何能通而貯之乎？故亦以腸名之。青者，木之色，膽屬木，其色青，故又名青腸也。胡孔甲曰：十一臟取決於膽，是腑亦有臟名矣，何臟分五而腑分七也？岐伯曰：十一臟取決於膽，乃省文耳，非腑可名臟也。孔甲曰：膽既名爲臟，而十一臟取決之，固何所取之乎？岐天師曰：膽司滲，凡十一臟之氣得膽氣滲之，則分淸化濁，有奇功焉。孔甲曰：膽有入無出，是滲主入而不主出也，何能化濁乎？岐伯曰：清滲入則濁自化，濁自化而淸亦化矣。孔甲曰：清滲入而能化，是滲入而仍滲出矣。岐伯曰：膽爲清淨之府。滲入者，清氣也，遇清氣之臟腑亦以清氣應之，應卽滲之機矣，然終非滲也。孔甲曰：臟腑皆取決於膽，何臟腑受膽之滲乎？岐伯曰：大小腸膀胱皆受之，而膀胱獨多焉，雖然膀胱分膽之滲，而膽之氣虛矣。膽虛則膽得滲之禍矣，故膽旺則滲益，膽虛則滲損。孔甲曰：膽滲何氣則受損乎？岐伯曰：酒熱之氣，膽之所畏也，過多則滲失所司，膽受損矣，非毒結於腦則涕流於鼻也。孔甲曰：何以治之？岐伯曰：刺膽絡之穴，則病可已也。孔甲曰：善。

【註釋】①胡孔甲：相傳為黃帝時期的史官，撰有《孔甲》二十六篇。

【譯文】胡孔甲向岐伯請教說：大腸是白腸，小腸是赤腸，膽不是腸，為甚麼稱為青腸呢？岐伯說：膽貯藏青色的膽汁，有滲入沒有排出，如果不是腸怎麼能連通而貯藏膽汁呢？所以也用腸命名。青色是木的顏色，膽五行屬木，是青色，所以又命名為青腸。胡孔甲問：十一臟取決於膽，這是膽腑卻也有臟的名稱了，為甚麼臟有五而腑有七呢？岐伯說：十一臟都取決於膽，這是簡稱，並不是腑可以命名為臟。孔甲問：膽腑已經命名為臟，而十一臟取決於膽，為甚麼十一臟都取決於膽呢？岐伯天師說：膽主管滲入，十一臟之氣得到膽氣的滲入，就能分清化濁，有奇特的功能。孔甲問：膽有滲入而沒有排出，滲入主注入而不主排出，怎麼能化濁呢？岐伯說：清氣滲入那麼濁氣自然就轉化了，濁氣轉化那麼清氣自然也轉化了。孔甲說：清氣滲入而能分清化濁，那麼滲入就仍然是滲出了。岐伯說：膽是清淨之府。滲入的是清氣，遇到清氣的臟腑也以清氣相應，相應就是滲入的機理，然而終究不是滲出。孔甲問：臟腑都取決於膽，為甚麼臟腑會受納膽汁的滲入呢？岐伯說：大腸、小腸、膀胱都受納膽汁，而唯獨膀胱受納得多，膀胱分解了膽腑滲出的膽汁，而膽氣就虛了。膽氣一虛那麼膽就會出現滲漏的禍害了，所以膽氣旺盛那麼滲出的膽汁就多，膽氣虛弱那麼滲出的膽汁就少。孔甲問：膽滲入甚麼樣的氣就會導致膽汁分泌減少呢？岐伯說：酒熱之氣，是膽所畏懼的，飲酒過量，就會導致滲失主管，膽腑就會受損了，這與毒氣聚集於腦部，導致的鼻涕從鼻孔流出不同。孔甲問：怎麼治療呢？岐伯說：針刺膽絡的穴位，那麼病就可以痊愈了。孔甲說：好。

任督死生篇第二十

【題解】本篇主要探討了任督二脈對人體生命活動中的重要作用，闡述了任督二脈的循行路線、功能特性，強調任督二脈對於維持人體陰陽平衡、氣血通暢、生育功能等方面的重要性。

雷公問曰：十二經脈之外，有任督二脈，何略而不言也？岐伯曰：二經之脈不可略也。以二經散見於各經，故言十二經脈而二經已統會於中矣。雷公曰：試分言之。岐伯曰：任脈行胸之前，督脈行背之後也。任脈起於中極之下，以上毛際，循腹裏，上關元，至咽嚨上頤[①]，循面入目眦，此任脈之經絡也。督脈起於少腹，以下骨中央，女子入系廷孔[②]，在溺孔[③]之際，其絡循陰器合纂間，統纂後，卽前後二陰之間也，別繞臀，至少陰與巨陽中絡者，合少陰，上股內後廉，貫脊屬腎，與太陽起於目內眥，上額交巔上，入絡腦，至鼻柱，還出別下項，循肩膊俠脊抵腰中，入循膂絡腎。其男子循莖下至纂，與女子等，其少腹直上者，貫臍中央，上貫心，入喉上頤環唇，上係兩目之下中央，此督脈之經絡也。雖督脈止於齦交，任脈止於承漿，其實二脈同起於會陰。止於齦交者未嘗不過承漿，止於承漿者未嘗不過齦交，行於前者亦行於後，行於後者亦行於前，循環周流彼此無間，故任督分之爲二，合之仍一也。夫會陰者，至陰之所也。任脈由陽行於陰，故脈名陰海。督脈由陰行於陽，故脈名陽海。非齦交穴爲陽海，承漿穴爲陰海也。陰交陽而陰氣生，陽交陰而陽氣生，任督交而陰陽自長，不如海之難量乎？故以海名之。雷公曰：二經之脈絡予已知之矣。請問其受病何如？岐伯曰：二經氣行則十二經之氣通，二經氣閉則十二經之氣塞，男則成疝[④]，女則成瘕[⑤]，非遺溺卽脊強也。雷公曰：病止此乎？岐伯曰：腎之氣必假道於任督二經，氣閉則腎氣塞矣。女不受妊，男不射精，人道絕矣。然則任督二經之脈絡，卽人死生之道路也。雷公曰：神哉論也。請載《外經》，以補《內經》未備。

【註釋】①頤：面頰、腮。②廷孔：陰戶。③溺孔：尿道口。④疝：某一臟器通過周圍組織較薄弱的地方而隆起。⑤瘕：婦女腹中結塊的病。

【譯文】雷公請問道：十二經脈之外，另外有任督二脈，為甚麼省略不解說呢？岐伯說：任督二脈的經脈不可以省略。因為任督二脈散見於各條經絡，所以解說十二經脈而任督二脈已經集中論述在其中了。雷公說：請試著分別解說。岐伯說：任脈循行在胸的前面，督脈循行在背的後面。任脈起源於中極穴的下面，向上循行到毛際，沿著腹部中央，上行到關元穴，到達咽喉，上行到面部，循行到面部，進入目眦，這是任脈的經絡。督脈起源於少腹，向下循行到骨盆中央，女子與陰道口相連，在尿道口的附近，督脈的絡脈環繞陰器，在會陰部會合，會合在會陰部後，就在前後二陰之間，另外環繞臀部，循行到少陰與太陽之間的絡脈，與合少陰經相合，上行到大腿內側後面，貫通脊柱，連繫腎臟，與起源於目內眥的太陽經在一起，上行到額頭，相交於巔頂上，進入後連絡腦，到達鼻柱，環繞頸項後下行，沿着肩膊，挾脊柱兩側，抵達腰中，進入沿著脊柱兩側的肌肉連絡腎臟。男子的經脈，沿着陰莖下行到會陰部，與女子相同，從少腹直上的分支，貫通臍中央，上行貫通到心臟，進入咽喉，上行到面部，環繞嘴唇，上行連繫兩目之下的中央，這是督脈的經絡。雖然督脈終止於齦交穴，任脈終止於承漿穴，實際上任督二脈都是起源於會陰。終止於齦交穴未嘗不經過承漿穴，終止於承漿穴的未嘗不經過齦交穴，循行在前面的也循行在後面，循行在後面的也循行在前面，循環周遍流行，彼此沒有間斷，所以任督二脈分開為二，合併仍然為一。會陰穴是至陰之處。任脈是由陽循行到陰，所以任脈稱為陰海。督脈是由陰循行到陽，所以督脈稱為陽海。並不是齦交穴是陽海，承漿穴是陰海。陰與陽相交陰氣生，陽與陰相交陽氣生，任督二脈相交，那麼陰陽二氣就會自然生長，不正像大海那樣難以估量嗎？所以以海命名。雷公問：任督二經的脈絡循行我已經知道了。請問任督二脈發病是怎樣的？岐伯說：任督二脈的脈氣通行那麼十二經的經氣就暢通周流，任督二脈的脈氣閉塞那麼十二經的經氣就會閉塞，男子會得疝病，女子就會得瘕症，不是遺尿就是脊柱強直了。雷公問：只會得這些病嗎？岐伯說：腎之氣必須借助任督二脈，任督二脈的脈氣閉塞那麼腎氣就閉塞了。女子不能受孕，男子不能射精，人道就斷絕了。這樣說來，那麼任督二經的脈絡，就是人死生的道路了。雷公說：真是不可思議的高妙論述。請記載在《外經》中，以補充《內經》未完備之處。

陰陽二蹺篇第二十一

【題解】本篇主要闡述了陰蹺脈和陽蹺脈的循行路線、起始點、終止點、生理功能以及病理變化，同時指出了陰蹺脈和陽蹺脈在男女之間的差異。

司馬問曰：奇經八脈中有陰蹺、陽蹺之脈，可得聞乎？岐伯曰：《內經》言之矣。司馬曰：《內經》言之，治病未驗，或有未全歟？岐伯曰：《內經》約言之，實未全也。陰蹺脈，足少陰腎經之別脈也，起於然骨之照海穴，出內踝上，又直上之，循陰股以入於陰，上循胸裏，入於缺盆，上出人迎之前，入於目下鳩，屬於目眦之睛明穴，合足太陽膀胱之陽蹺而上行，此陰蹺之脈也。陽蹺脈，足太陽膀胱之別脈也，亦起於然骨之下申脈穴，出外踝下，循仆參，郄[①]於附陽，與足少陽會於居髎，又與手陽明會於肩髃及巨骨，又與手太陽、陽維會於臑俞，與手足陽明會於地倉及巨髎，與任脈、足陽明會於承泣，合足少陰腎經之陰蹺下行，此陽蹺之脈也。然而蹺脈之起止，陽始於膀胱，而止於腎，陰始於腎，而止於膀胱，此男子同然也，若女子微有異。男之陰蹺起於然骨，女之陰蹺起於陰股；男之陽蹺起於申脈，女之陽蹺起於仆參。知同而治同，知異而療異，則陽蹺之病不至陰緩陽急，陰蹺之病不至陽緩陰急，何不驗乎？司馬公曰：今而後，陰陽二蹺之脈昭然矣。

【註釋】①郄（xì）：同「郤」，也作「隙」；空隙、裂縫。

【譯文】司馬請問道：奇經八脈中有陰蹺脈、陽蹺脈，可以聽聽您的解說嗎？岐伯說：《內經》已經記載過了。司馬說：《內經》雖然有記載，但是治病有的不能應驗，是不是有的地方講得不全面呢？岐伯說：《內經》是簡略的記載，確實沒有全面的解說。陰蹺脈，是足少陰腎經另外分出的經脈，起於足內踝前下方的照海穴，循出足內踝上，又直接上行，沿着大腿內側進入前陰部，向上沿着胸部內側，進入缺盆，上行循出人迎的前面，進入目下鳩，連屬目內眥的睛明穴，合併足太陽膀胱經的陽蹺脈而後上行，這是陰蹺脈。陽蹺脈，是足太陽膀胱經另外分出的經脈，也是起源於足內踝前下方的申脈穴，循出足外踝下，循行到仆參穴，以跗陽穴為郄穴，與足少陽膽經交會於居髎穴，又與手陽明大腸經交會於肩髃穴及巨骨穴，又與手太陽小腸經、陽維脈交會於臑俞穴，與手陽明大腸經、足陽明胃經交會於地倉穴及巨髎穴，與任脈、足陽明胃經交會於承泣穴，合併足少陰腎經的陰蹺脈而後下行，這是陽蹺脈。然而蹺脈的起源與終止，陽蹺脈起始於膀胱而終止於腎，陰蹺脈起始於腎而終止於膀胱，男子的循行都是如此，如果是女子則稍微有些不同。男子的陰蹺脈起源於然骨，女子的陰蹺起源於陰股；男子的陽蹺脈起源於申脈，女子的陽蹺起源於仆參。經脈相同，治療也相同，經脈有差別，治療也有差異，那麼，陽蹺脈的病就不至於發展到陰緩陽急，陰蹺脈的病也不至於發展到陽緩陰急，哪有不應驗的呢？司馬公說：從今而後，陰陽二蹺脈都明了了。

奇恒篇第二十二

【題解】本篇詳細闡述了奇恆之腑的概念、組成、生理功能、病理變化以及與其相關的養生修眞機理。這些器官被稱爲「奇恆之腑」，是因爲它們與五臟六腑相比具有特殊的生理功能和病理變化。

奢龍[①]問於岐伯曰：奇恆之腑，與五臟並主藏精，皆可名臟乎？岐伯曰：然。奢龍曰：腦、髓、骨、脈、膽、女子胞，既謂奇恆之腑，不宜又名臟矣。岐伯曰：腑謂臟者，以其能藏陰也。陰者，卽腎中之眞水也。眞水者，腎精也。精中有氣，而腦、髓、骨、脈、膽、女子胞皆能藏之，故可名腑，亦可名臟也。奢龍曰：修眞之士，何必留心於此乎？岐伯曰：人欲長生，必知斯六義，而後可以養精氣，結聖胎[②]者也。奢龍曰：女子有胞以結胎，男子無胞，何以結之？岐伯曰：女孕男不妊，故胞屬之女子，而男子未嘗無胞也，男子有胞而後可以養胎息③，故修眞之士，必知斯六者，至要者，則腦與胞也，腦爲泥丸④，卽上丹田⑤也；胞爲神室⑥，卽下丹田也。骨藏髓，脈藏血，髓藏氣，腦藏精，氣血精髓，盡升泥丸，下降於舌，由舌下華池⑦，由華池下廉泉、玉英，通於膽，下貫神室。世人多欲，故血耗氣散，髓竭精亡也。苟知藏而不瀉，卽返還之道也。奢龍曰：六者宜藏，何道而使之藏乎？岐伯曰：廣成子有言，毋搖精，毋勞形，毋思慮營營，非不瀉之謂乎。奢龍曰：命之矣。

【註釋】①奢龍：相傳為黃帝時期的六相之一。據《管子·五行》記載，黃帝得到奢龍等六位大臣的輔佐，分別負責不同的方向，其中奢龍負責東方。②聖胎：道教金丹的別名。內丹家以母體結胎比喻凝聚精、氣、神三者所煉成之丹。③胎息：道家修煉之術，能不用口鼻呼吸，如在胞胎之中。④泥丸：腦神的別名。道教以人體為小天地，各部分皆賦以神名，稱腦神為精根，字泥丸，故後世稱頭為「泥丸」。⑤上丹田：道教氣功術語，養生術語。人體三丹田之一，人的兩眉之間為上丹田，心窩部位為中丹田，臍下部位為下丹田。⑥神室：精室。⑦華池：道教指人舌頭底下的部位。

【譯文】奢龍向岐伯請問道：奇恆之腑，與五臟一樣都是主管貯藏精，都可以命名為臟嗎？岐伯說：是的。奢龍說：腦、髓、骨、脈、膽、女子胞，既然稱為奇恆之腑，不應該又命名為臟了。岐伯說：將腑稱為臟，因為它能貯藏陰精。陰精，就是腎中的真水。真水就是腎精。精中有氣，而腦、髓、骨、脈、膽、女子胞都能夠貯藏，所以可以命名為腑，也可以命名為臟。奢龍說：學道修行的人士，為甚麼留心這些呢？岐伯說：人想要長生，必須知道這六種器官的含義，而後可以培養精氣，締結聖胎。奢龍問：女子有胞宮可以結胎，男子沒有胞宮，怎麼可以結胎呢？岐伯說：女子可以懷孕，男子不能懷孕，所以胞宮屬於女子，而男子未嘗沒有胞宮，男子有胞宮而後可以養胎息，所以學道修行的人士，必須知道這六種器官，最為重要的，就是腦與胞，腦為泥丸宮，就是上丹田；胞為神室，就是下丹田。骨藏髓，脈藏血，髓藏氣，腦藏精，氣血精髓，都上升到泥丸宮，下降到舌，由舌下降到華池，由華池下降到廉泉、玉英，貫通於膽，向下貫通神室。世人慾念多，所以會血耗氣散，髓竭精亡。如果知曉藏而不瀉，就是返老還童的大道了。奢龍問：六個腑都應當貯藏，通過甚麼途徑使它貯藏呢？岐伯說：廣成子說過，不要勞累軀體，不要動搖精神，不要讓思慮陷入奔波忙碌，這不是藏而不洩的道理嗎？奢龍說：謹遵教誨。

小絡篇第二十三

【題解】本篇詳細記載了小絡與膜原的區別，主要討論了人體經絡中小絡與膜原、肌腠等組織的關係及其在疾病傳變中的作用。

應龍問於岐伯曰：膜原①與肌腠②有分乎？岐伯曰：二者不同也。應龍曰：請問不同？岐伯曰：肌腠在膜原之外也。應龍曰：肌腠有脈乎？岐伯曰：肌腠、膜原皆有脈也，其所以分者，正分於其脈耳。肌腠之脈，外連於膜原，膜原之脈，內連於肌腠。

應龍曰：二脈乃表裏也，有病何以分之？岐伯曰：外引小絡痛者，邪在肌腠也；內引小絡痛者，邪在膜原也。應龍曰：小絡又在何所？岐伯曰：小絡在膜原之間也。

【註釋】①膜原：膈膜與膈肌之間的部位。唐王冰：「膜，謂膈間之膜；原，謂膈肓之原。」②肌腠：肌肉的紋理，又名肉腠或分理，泛指肌表腠理。

【譯文】應龍向岐伯請教說：膜原與肌腠有差別嗎？岐伯說：二者是不同的。應龍說：請問有甚麼不同？岐伯說：肌腠位於膜原之外。應龍問：肌腠有經脈嗎？岐伯說：肌腠、膜原都有經脈，二者不同的原因，正在於經脈的區別。肌腠的經脈，在外連繫着膜原，膜原的經脈，在內連繫着肌腠。應龍問：二脈是表裏關係，患病怎麼區分呢？岐伯說：外引起小絡疼痛的，病邪在肌腠。內引起小絡疼痛的，病邪在膜原。應龍說：小絡又在甚麼位置？岐伯說：小絡位於膜原之間。

肺金篇第二十四

【題解】本篇主要闡述了肺金與其他臟腑的相互關係及其生理特性、病理變化。

少師問曰：肺金也，脾胃土也，土宜生金，有時不能生金者謂何？岐伯曰：脾胃土旺而肺金強，脾胃土衰而肺金弱，又何疑乎？然而脾胃之氣太旺，反非肺金所喜者，由於土中火氣之過盛也。土爲肺金之母，火爲肺金之賊，生變爲克，烏乎宜乎。少師曰：金畏火克，宜避火矣，何又親火乎？岐伯曰：肺近火，則金氣之柔者必銷矣。然肺離火，則金氣之頑者必折矣。所貴微火以通薰肺也。故土中無火，不能生肺金之氣。而土中多火，亦不能生肺金之氣也。所以烈火爲肺之所畏，微火爲肺之所喜。少師公曰：善。請問金木之生克？岐伯曰：肺金制肝木之旺，理也。而肝中火盛，則金受火炎，肺失淸肅之令矣。避火不暇，敢制肝木乎？卽木氣空虛，已不畏肺金之刑，況金受火制，則肺金之氣必衰，肝木之火愈旺，勢必橫行無忌，侵伐脾胃之土，所謂欺子弱而淩母強也。肺之母家受敵，御木賊之強橫，奚能顧金子之困窮，肺失化源，益加弱矣。肺弱欲其下生腎水，難矣，水無金生則水不能制火，毋論上焦之火焚燒，而中焦之火亦隨之更熾甚，且下焦之火亦挾水沸騰矣。少師曰：何肺金之召火也？岐伯曰：肺金，嬌臟也，位居各臟腑之上，火性上炎，不發則已，發則諸火應之。此肺金之所以獨受厥害也。少師曰：肺爲嬌臟，曷禁諸火之威逼乎，金破不鳴[1]斷難免矣。何以自免於禍乎？岐伯曰：仍賴腎子之水以救之。是以肺腎相親更倍於土金之相愛。以土生金，而金難生土。肺生腎，而腎能生肺，晝夜之間，肺腎之氣實彼此往來兩相通，而兩相益也。少師曰：金得水以解炎，敬聞命矣。然金有時而不畏火者，何謂乎？岐伯曰：此論其變也。少師曰：請盡言之。岐伯曰：火爍金者，烈火也。火氣自微何以爍。金非惟不畏火，且侮火矣。火難制金，則金氣日旺。肺成頑金過剛而不可犯，於是肅殺之氣必來伐木。肝受金刑力難生火，火勢轉衰，變爲寒火，奚足畏乎？然而火過寒無溫氣以生土，土又何以生金。久之火寒而金亦寒矣。少師曰：善。請問金化爲水，而水不生木者，又何謂乎？岐伯曰：水不生木，豈金反生木乎。水不生木者，金受火融之水也。眞水生木，而融化之水克木矣。少師曰：善。

【註釋】①金破不鳴：指肺陰不足或肺燥津傷，導致喉失所養，從而出現聲音嘶啞或失音的臨床表現。

【譯文】少師請問道：肺五行屬金，脾胃五行屬土，土應該生發金，有時不能生發金是為甚麼呢？岐伯說：脾胃的土氣旺盛那麼肺的金氣就會強盛，脾胃的土氣衰弱那麼肺的金氣就會衰弱，又有甚麼疑問呢？然而脾胃的氣太旺，反而不是肺金所喜歡的，這是由於土中的火氣過於強盛。土是肺金的生母，火是肺金的禍害，生髮轉變為克制，又怎麼會適宜呢？少師問：金畏懼火的克伐，應該遠離火，為甚麼又親近火呢？岐伯說：肺金親近火，那麼金氣柔弱的部分必然會銷熔。然而肺離開了火，那麼金氣不易變化的部分必然會折損。所可貴的是微和的火通薰肺。所以土中沒有火，不能生發肺金的氣。而土中多火，也不能生發肺金的氣。所以亢烈的火是肺所畏懼的，微火是肺所喜好的。少師公說：好。再請問金木的生克關係是怎樣的？岐伯說：肺金克制肝木的旺盛，這是正理，然而肝中的火氣旺盛，那麼金就會受到火炎的克制，肺喪失清肅的政令。遠離火都來不及，哪裏還敢克制肝木呢？即使木氣已經空虛，已然不畏懼肺金的刑克，況且金受到火的克制，那麼肺金之氣必然衰弱，肝木之火愈加旺盛，勢必橫行沒有顧忌，克伐脾胃的土氣，所謂「欺壓衰弱的子氣，凌侮強盛的母氣」。肺的母家受到敵方的攻擊，抵禦木賊的強橫，怎麼能顧及金子的困窮呢，肺失去了生化的源泉，更加衰弱了。肺金衰弱，卻想肺金向下生發腎水，很難了，水得不到金的生髮，那麼水就不能制約火了，更不要討論上焦的火熱焚燒，而中焦的火也隨着更加熾盛了，並且下焦的火也伴隨着水汽沸騰了。少師問：為甚麼肺金會招致火的克制呢？岐伯說：肺金，是嬌嫩的臟器，位置在各個臟腑之上，火的性質是上炎，不發動則已，一旦發動那麼所有的火都會響應。這就是肺金獨自承受火克的原因。少師說：肺是嬌嫩的臟器，通過甚麼途徑來遏制多種火的威逼呢，肺氣損傷而聲音嘶啞斷然難以避免了。為甚麼還可以自己避免禍害呢？岐伯說：仍然依賴腎子之水的挽救。所以肺腎相互親近，比土金的相愛更加親切。因為土能生金，而金難以生土。肺生腎，而腎能生肺，晝夜之間，肺腎之氣實際上是彼此往來，兩兩相通，進而兩兩相益。少師問：金得水的救助以解除火炎的克制，已經恭敬的受教了。然而金有時卻不畏懼火的克制，是為甚麼呢？岐伯說：這是談論其中的變化。少師說：請詳盡的解說。岐伯說：能銷鎔金的是烈火。火氣本身微小又怎麼能銷鎔金呢？金不只不畏懼火，反而會欺侮火了。火難以克制金，那麼金氣就會日益旺盛。肺成了堅硬的金，過於剛強而不可侵犯，於是頑金的肅殺之氣必然會來克伐肝木。肝木遭受肺金的刑難以生發火，火勢轉衰，變為寒火，怎麼值得畏懼呢？然而火過寒沒有溫氣以生發土，土又怎麼生發金呢？久而久之火寒而金也寒了。少師說：對。請問金化為水，而水能不生發木，又是為甚麼呢？岐伯說：水不能生髮木，難道金反而能生髮木嗎。水不生木的原因，是由於這個水是金受火克銷鎔的水。真水生木，而銷鎔的水，反而會克木了。少師說：對。

肝木篇第二十五

【題解】本篇主要闡述了肝木與其他臟腑的相互關係及其生理特性、病理變化。

少師曰：肝屬木，木非水不養，故腎爲肝之母也。腎衰則木不旺矣，是肝木之虛，皆腎水之涸也。然而肝木之虛，不全責腎水之衰者，何故？岐伯曰：此肝木自鬱也。木喜疏洩，遇風寒之邪，拂抑之事，肝輒氣鬱不舒。肝鬱必下克脾胃，制土有力，則木氣自傷，勢必求濟腎水，水生木而鬱氣未解，反助克土之橫。土怒水助轉來克水。肝不受腎之益，腎且得土之損，未有不受病者也。腎既病矣，自難滋肝木之枯，肝無水養，其鬱更甚。鬱甚而克土愈力。脾胃受傷氣難轉輸，必求救於心火，心火因肝木之鬱全不顧心，心失化源，何能生脾胃之土乎？於是憐土子之受傷，不敢咎肝母之過逆，反嗔肺金不制肝木，乃出其火而克肺，肺無土氣之生，復有心火之克，則肺金難以自存。聽肝木之逆，無能相制矣。少師曰：木無金制，宜木氣之舒矣，何以仍鬱也？岐伯曰：木性曲直，必得金制有成。今金弱木強，則肝寡於畏，任鬱之性以自肆，土無可克，水無可養，火無可助，於是木空受焚矣。此木無金制而愈鬱也。所以治肝必解鬱爲先，鬱解而肝氣自平，何至克土，土無木克，則脾胃之氣自易升騰，自必忘克腎水，轉生肺金矣。肺金得脾胃二土之氣，則金氣自旺，令行清肅。腎水無匱乏之憂，且金強制木，木無過旺，肝氣平矣。少師曰：肝氣不平可以直折之乎？岐伯曰：肝氣最惡者，鬱也。其次則惡不平，不平之極即鬱之極也。故平肝尤尚解鬱。少師曰：其故何也？岐伯曰：肝氣不平，肝中之火過旺也。肝火過旺，由肝木之塞也。外閉內焚，非爍土之氣即耗心之血矣。夫火旺宜爲心之所喜，然溫火生心，烈火逼心，所以火盛之極，可暫用寒涼以瀉肝火。鬱之極，宜兼用舒洩以平肝也。少師曰：善。

【譯文】少師說：肝五行屬木，木沒有水就不能滋養，所以腎為肝之母。腎氣衰弱那麼木氣就不會旺盛了，肝木的虛弱，都是由於腎水的乾涸。然而肝木的虛弱，不能都歸咎於腎水的衰弱，是為甚麼呢？岐伯說：這是肝木自身鬱閉。木生性喜疏洩，遭遇風寒邪氣，抑鬱的事情，肝就會氣機鬱閉不舒暢。肝氣鬱閉必然會向下克制脾胃，克制土有力，那麼木氣自身就會受傷，勢必會向腎水尋求救濟，水生髮木，然而肝木的鬱氣未解，反而會幫助額外克土。土氣怒髮，得到水的滋助轉來克制水。肝沒有受到腎的滋益，腎反而得到了土的損傷，沒有不受病的。腎已然患病，自然難以滋潤肝木的枯竭，肝木沒有腎水的滋養，抑鬱就更加嚴重。抑鬱嚴重那麼克制土就會更加有力。脾胃受傷，土氣難以轉輸，必然會求救於心火，心火因為肝木的抑鬱，完全不能顧及心，心失去化生的源頭，怎麼能生發脾胃之土呢？於是憐惜土子受到傷害，不敢歸咎肝母的過分逆克，反而嗔怨肺金不能克制肝木，於是發動火去克制肺，肺沒有土氣的生髮，又有心火的克制，因而肺金難以自存。

聽任肝木的逆克，不能夠克制了。少師問：木沒有金的克制木氣應該舒暢了，為甚麼仍然會抑鬱呢？岐伯說：木性曲直，必須得到金的克制才能有成。如今金衰弱木強盛，那麼肝木就少有畏懼，任隨鬱閉的特性任意放縱，土沒有可克制，水沒有可以滋養，火沒有可以幫助，因而導致木氣空虛，遭受火的焚燒。這就是木沒有金的克制而更加鬱閉了。這是治療肝病必須以解鬱為先的原因，鬱閉解除那麼肝氣自然就平和了，何至於會克制脾土呢？土沒有木氣的克制，那麼脾胃之氣自然容易升騰，自然不會克制腎水，轉而去生發肺金了。肺金得到脾胃二土之氣，那麼金氣自然旺盛，令行清正嚴明。腎水沒有匱乏的憂慮，而且金強盛克制木，木不會過分旺盛，肝氣就平和了。少師問：肝氣不平和可以直接扭轉嗎？岐伯說：肝氣最厭惡的是鬱閉。其次厭惡的是不平和，不平和的極點就是鬱閉的極點。所以平肝尤其推崇解鬱。少師問：其中的緣故是甚麼呢？岐伯說：肝氣不平和，是由於肝中的火過於旺盛。肝火過於旺盛，是由於肝木的滯塞。外鬱閉內焚燒，不是灼燒脾胃的土氣就是耗傷心火的血氣。火氣旺盛應該是心所喜歡的，然而溫暖的火生發心，亢烈的火逼迫心，所以火盛到極點，可以暫時使用寒涼的方法瀉火。肝火鬱閉到極點，應該同時使用舒散、洩下的方法平抑肝木之氣。少師說：好。

腎水篇第二十六

【題解】本篇主要闡述了腎水與其他臟腑的相互關係及其生

理特性、病理變化。

少師曰：請問腎水之義。岐伯曰：腎屬水，先天眞水也。水生於金，故肺金爲腎母。然而肺不能竟生腎水也，必得脾土之氣薰蒸，肺始有生化之源。少師曰：土克水者也，何以生水？岐伯曰：土貪生金，全忘克水矣。少師曰：金生水而水養於金，何也？岐伯曰：腎水非肺金不生，肺金非腎水不潤。蓋肺居上焦，諸臟腑之火，咸來相逼，苟非腎水灌注，則肺金立化矣。所以二經子母最爲關切。無時不交相生，亦無時不交相養也。是以補腎者必須益肺，補肺者必須潤腎，始既濟[1]而成功也。少師曰：腎得肺之生卽得肺之損，又何以養各臟腑乎？岐伯曰：腎交肺而肺益生腎，則腎有生化之源。山下出泉涓涓正不竭也。腎既優渥，乃分其水以生肝。肝木之中本自藏火，有水則木且生心，無水則火且焚木，木得水之濟，則木能自養矣。木養於水，木有和平之氣，自不克土。而脾胃得遂其升發之性，則心火何至躁動乎？自然水不畏火之炎，乃上潤而濟心矣。少師曰：水潤心固是水火之既濟，但恐火炎而水不來濟也。岐伯曰：水不潤心，故木無水養也。木無水養肝必乾燥，火發木焚，爍盡脾胃之液，肺金救土之不能，何暇生腎中之水。水涸而肝益加燥，腎無瀝以養肝，安得餘波以灌心乎！肝木愈橫，心火愈炎，腎水畏焚，因不上濟於心，此腎衰之故，非所謂腎旺之時也。少師曰：腎衰不能濟心，獨心受其損乎？岐伯曰：心無水養，則心君不安，乃遷其怒於肺金，遂移其火以逼肺矣。肺金最畏火炎，隨移其熱於腎，而腎因水竭，水中之火正無所依，得心火之相會，翕然升木變出龍雷②，由下焦而騰中焦，由中焦而騰上焦，有不可止遏之機矣。是五臟七腑均受其害，寧獨心受損乎！少師曰：何火禍之酷乎？岐伯曰：非火多爲害，乃水少爲炎也。五臟有臟火，七腑有腑火，火到之所，同氣相親，故其勢易旺，所異者，水以濟之也。而水止腎臟之獨有，且水中又有火也。水之不足，安敵火之有餘。此腎臟所以有補無瀉也。少師曰：各臟腑皆取資於水，宜愛水而畏火矣。何以多助火以增燄乎？岐伯曰：水少火多，一見火發，惟恐火之耗水，竟來顧水，誰知反害水乎。此禍生於愛，非惡水而愛火也。少師曰：火多水少，瀉南方之火，非即補北方之水乎？岐伯曰：水火又相根也。無水則火烈，無火則水寒，火烈則陰虧也，水寒則陽消也。陰陽兩平，必水火既濟矣。少師曰：火水既濟獨不畏土之侵犯乎？岐伯曰：土能克水，而土亦能生水也。水得土以相生，則土中出水，始足以養肝木而潤各臟腑也。第不宜過於生之，則水勢汪洋亦能衝決堤岸，水無土制，變成洪水之逆流，故水不畏土之克也。少師曰：善。

【註釋】①既濟：六十四卦之一，離下坎上。《易經· 既濟》：「象曰：『水在火上，既濟，君子以思患而豫防之。』」②龍雷：即龍雷之火，指腎經裏所藏的一點點真陽。這一點真陽被視為人體生命活動的基本源泉，能夠生發萬物，平衡陰陽。龍火代表腎火，雷火則代表心火。

【譯文】少師說：請問腎水的含義。岐伯說：腎五行屬水，是先天真水。水由金生發，所以肺金為腎之母。然而肺不能從頭到尾生發腎水，必須得到脾土之氣的薰蒸，肺才能有生息化育的源頭。少師問：土是克制水的，怎麼會生髮水呢？岐伯說：土生發金不知遏制，全然忘記克制水了。少師問：金生水而水可以涵養金，為甚麼呢？岐伯說：腎水沒有肺金不能生發，肺金沒有腎水不能滋潤。因為肺位居上焦，各個臟腑的火氣，都來相逼如果沒有腎水的灌注，那麼肺金立刻就熔化了。所以肺腎二經的母子關係最為關切。無時無刻不相互交生，也無時無刻不相互滋養。所以補腎時必須益肺，補肺時必須潤腎，這樣水火既濟才能夠成功。少師問：腎得到肺的生髮，就會承受肺的損耗，又怎麼滋養各個臟腑呢？岐伯說：腎與肺相交肺就會更加生發腎，那麼腎就會有生化的源頭。山下流出泉水，不斷流淌不會枯竭。腎水已經充沛了，就會分出腎水以生發肝。肝木之中原本自身就儲藏有火，有腎水那麼肝木就會生發心火，沒有腎水那麼心火就會焚燒肝木，肝木得到腎水的救助，那麼肝木就能夠自養了。肝木得到腎水的滋養，肝木就有了和平之氣，自然不會克制土。而脾胃能夠實現自身升發的特性，那麼心火怎麼會躁動呢？水自然不畏懼火的炎上之性，因而向上滋潤而補益心火了。少師說：腎水滋潤心火固然是水火既濟，但恐怕火性上炎而腎水不來相濟。岐伯說：腎水不滋潤心火，所以肝木沒有腎水的滋養。肝木沒有腎水的滋養，肝必然會乾燥，火生發木焚燒，銷熔脾胃的津液，肺金救援脾土尚且不及，又哪有時間生發腎中之水呢。腎水乾涸而肝更加乾燥，腎沒有多餘的滴液以滋養肝，怎麼有多餘的水去灌溉心呢！肝木愈加橫逆，心火愈加上炎，腎水畏懼火焚，因此不能向上濟心，這就是腎水衰竭的緣故，不是所謂的腎水旺盛的時節。少師問：腎水衰竭不能濟心，唯獨心承受損害嗎？岐伯說：心沒有水的滋養，那麼心君不得安寧，於是就會遷怒於肺金，因此轉移心火逼迫肺了。肺金最畏懼火炎，於是轉移心火到腎，而腎由於水枯竭，水中的火正無所依，獲得心火的交會，忽然升發到肝木，變化出龍雷之火，由下焦而升騰到中焦，由中焦而升騰到上焦，有不可遏止的趨勢了。因此五臟七腑都遭受損害，哪裏是只有心獨自受害呢！少師問：為甚麼火的禍害如此嚴重呢？岐伯說：並不是火多造成的損害，而是由於水少導致的火氣上炎。五臟有臟火，七腑有腑火，火到的地方，氣類相同相互親近，所以火勢容易旺盛，所不同的是，水可以濟火。而只有腎臟有水，而且水中又有火。水的不足，怎麼能敵得過有餘的火呢。這是腎臟有補法無瀉法的原因。少師說：各個臟腑都取資於水，應該喜愛水而畏懼火。為甚麼多助火以增長火燄呢？岐伯說：水少火多，一見火生發，惟恐火消耗水，最終會來顧及水，誰知反而會害水呢。這是禍害生於喜愛，不是厭惡水而喜愛火。少師說：火多水少，瀉南方的火，不就是補北方的水嗎？岐伯說：水火又相互依賴。沒有水火就會亢烈，沒有火水就會寒冷，火亢烈陰精就會虧損，水寒冷陽氣就會消散。陰陽相互平衡，必然會水火既濟了。少師說：火水既濟唯獨不畏懼土的侵犯嗎？岐伯說：土能克制水，而土也能生髮水。水得土以相生，那麼土中會出水，才能夠涵養肝木而滋潤各個臟腑，但不宜過於生水，那麼水勢汪洋也能衝決堤岸，水沒有土的制約，就會變成洪水、逆流，所以水不畏懼土的克制。少師說：好。

心火篇第二十七

【題解】本篇主要闡述了心火與其他臟腑的相互關係及其生理特性、病理變化。

少師曰：心火，君火也。何故宜靜不宜動？岐伯曰：君主無爲，心爲君火，安可有爲乎！君主有爲，非生民之福也。所以心靜則火息，心動則火炎。息則脾胃之土受其益，炎則脾胃之土受其災。少師曰：何謂也？岐伯曰：脾胃之土喜溫火之養，惡烈火之逼也。溫火養則土有生氣而成活土，烈火逼則土有死氣而成焦土矣。焦火[①]何以生金，肺金乾燥，必求濟於腎水，而水不足以濟之也。少師曰：腎水本濟心火者也，何以救之無裨乎？岐伯曰：人身之腎水原非有餘。況見心火之太旺，雖濟火甚切，獨不畏火氣之爍乎。故避火之炎，不敢上升於心中也。心無水濟則心火更烈，其克肺益甚。肺畏火刑，必求援於腎子，而腎子欲救援而無水，又不忍肺母之凌爍，不得不出其腎中所有，傾國以相助。於是水火兩騰，升於上焦，而與心相戰。心因無水以克肺，今見水不濟心火來助肺，欲取其水，而轉與火相合，則火勢更旺。於是肺不受腎水之益，反得腎火之虐矣。斯時肝經之木，見肺金太弱，亦出火以焚心，明助腎母以稱干[②]，實報肺仇而加刃也。少師曰：何以解氛乎？岐伯曰：心火動極矣，安其心而火可息也。少師曰：可用寒涼直折其火乎？岐伯曰：寒涼可暫用，不可久用也。暫用則火化爲水，久用則水變爲火也。少師曰：斯又何故歟？岐伯曰：心火必得腎水以濟之也。滋腎安心則心火永靜，捨腎安心則心火仍動矣。少師曰：凡水火未有不相克也，而心腎水火何相交而相濟乎？岐伯曰：水不同耳。腎中邪水最克心火，腎中眞水最養心火，心中之液即腎內眞水也。腎之眞水旺，而心火安。腎之眞水衰，而心火沸。是以心腎交而水火旣濟，心腎開而水火未濟[3]也。少師曰：心在上，腎在下，地位懸殊，何彼此樂交無間乎？岐伯曰：心腎之交，雖胞胎導之，實肝木介之也。肝木氣通，腎無阻隔，肝木氣鬱，心腎卽閉塞也。少師曰：然則肝木又何以養之？岐伯曰：腎水爲肝木之母，補腎卽所以通肝。木非水不旺，火非木不生欲，心液之不枯，必肝血之常足。欲肝血之不乏，必腎水之常盈，補肝木要不外補腎水也。少師曰：善。

【註釋】①焦火：據上下文義，疑應為「焦土」。②干：盾，古代抵禦刀槍的兵器。③未濟：六十四卦之一，離上坎下。《易經·未濟》：「象曰：『火在水上，未濟，君子以慎辨物居方。』」

【譯文】少師說：心火是君火，為甚麼宜靜不宜動呢？岐伯說：君主無為而治，心為君火，怎麼可以有所作為呢！君主如果有所作為，不是百姓的福澤。所以心靜火就會息止，心動火就會上炎。心火息止那麼脾胃之土就會受到心火的益處，心火上炎那麼脾胃之土就會遭受心火的災害。少師說：為甚麼這樣說呢？岐伯說：脾胃之土喜愛溫火的溫養，厭惡烈火的逼迫。溫火養那麼土就有生氣從而變成活土，烈火逼那麼土就有死氣從而變成焦土了。焦土怎麼能生發金呢，肺金乾燥，必然會求濟於腎水，而腎水卻不足以相濟它。少師說：腎水原本是上濟心火的，為甚麼救濟心火反而沒有裨益呢？岐伯說：人身上的腎水原本就不是有餘的，況且看到心火太旺，即使濟火很迫切，難道不畏懼火氣的灼燒嗎？所以遠離火的上炎，不敢上升於心中。心沒有水的相濟那麼心火會更加亢烈，克制肺更加嚴重。肺畏懼火的刑克，必然會向腎子求援，然而腎子想救援卻沒有水，又不忍心肺母遭受凌爍，不得不拿出腎中所有的水，如同傾國相助。於是水火兩者同時升騰，上升到上焦，而與心交戰。心由於沒有水以克制肺，如今見到腎水不上濟心火來助肺，想獲得腎水轉而與火相合，相合則火勢更加旺盛。於是肺不能得到腎水的益處，反而會遭受腎火的肆虐了。此時肝經之木，眼見肺金太弱，也生出火以焚燒心君，明面上是幫助腎母並肩作戰，實際上是報肺金之仇而加白刃了。少師問：怎樣解除這種危機呢？岐伯說：心火動到了極點了，安定心君那麼火就可以熄滅了。少師問：可以用寒涼法直接抑制心火嗎？岐伯說：寒涼可以暫時使用，不可長期使用。暫時使用那麼火會化為水，長期使用那麼水就變成火了。少師問：這又是甚麼緣故呢？岐伯說：心火必須得到腎水的相濟。滋腎水、安心火那麼心火就會永久安靜，捨腎水、安心火那麼心火仍然會妄動。少師問：大凡水火沒有不相克制的，而心腎中的水火為甚麼相交而相濟呢？岐伯說：水不同罷了。腎中的邪水最能克制心火，腎中真水最能滋養心火，心中之液就是腎內真水。腎中的真水旺盛，那麼心火就安定。腎中的真水衰弱，那麼心火就沸騰。所以心腎相交就會水火既濟，心腎相離就會水火未濟。少師問：心在上，腎在下，地位懸殊，為甚麼彼此樂於相交二沒有隔閡呢？岐伯說：心腎的相交，雖然是以胞胎作為媒介，實際上是肝木的介入。肝木之氣暢通，腎水就沒有阻隔，肝木之氣鬱閉，心腎就閉塞了。少師問：既然如此，那麼肝木又怎樣滋養呢？岐伯說：腎水是肝木之母，補腎就是用來疏通肝的。木沒有水就不能旺盛，火沒有木就不能生髮，想要心液不枯竭，必須保證肝血常充足。想要肝血不匱乏，必須保證腎水常充盈，補肝木的要點不外乎補腎水。少師說：對。

卷 四

脾土篇第二十八

【題解】本篇主要闡述了脾土與其他臟腑的相互關係，脾土的生理功能與病理變化以及與其他因素的相互關係。

少師問曰：脾爲濕土[1]，土生於火，是火爲脾土之父母乎？岐伯曰：脾土之父母，不止一火也。心經之君火，包絡、三焦、命門之相火，皆生之。然而君火之生脾土甚疏；相火之生脾土甚切，而相火之中，命門之火，尤爲最親。少師曰：其故何歟？岐伯曰：命門盛衰，卽脾土盛衰。命門生絕，卽脾土生絕也。蓋命門爲脾土之父母，實關死生。非若他火之可旺、可微、可有、可無也。少師曰：命門火過旺，多非脾土之宜，又何故乎？岐伯曰：火少則土濕，無發生之機；火多則土乾，有燥裂之害。蓋脾爲濕土，土中有水。命門者，水中之火也。火藏水中則火爲既濟之火。自無亢焚之禍，與脾土相宜，故火盛亦盛，火衰亦衰，火生則生，火絕則絕也。若火過於旺，是火勝於水矣。水不足以濟火，乃未濟之火也。火似旺，而實衰，假旺而非眞旺也。與脾土不相宜耳。非惟不能生脾，轉能耗土之生氣，脾土無生氣則赤地[②]乾枯，欲化精微以潤各臟腑，難矣。且火氣上炎與三焦、包絡之火直衝而上，與心火相合。火愈旺而土愈耗，不成爲焦火[③]，得乎？少師曰：焦土能生肺金乎？岐伯曰：肺金非土不生，今土成焦土，中鮮潤澤之氣，何以生金哉。且不特不生金也，更且嫁禍於肺矣，蓋肺乏土氣之生，又多火氣之逼，金弱木強，必至之勢也。木強凌土而土敗更難生金，肺金絕而腎水亦絕也，水絕則木無以養，木枯自焚益添火燄，土愈加燥矣。少師曰：治何經以救之？岐伯曰：火之有餘水之不足也，補水則火自息。然而徒補水則水不易生，補肺金之氣則水有化源，不患乎無本也。腎得水以制火，則水火相濟，火無偏旺之害，此治法之必先補水也。少師曰：善。

【註釋】①脾為濕土：《素問· 陰陽應象大論》：「在天為濕，在地為土，在體內為肉，在臟為脾。」《素問· 至真要大論》：「諸濕腫滿，皆屬於脾。」脾屬土，主濕。②赤地：因戰亂或旱災而造成地空無所有的地面。③焦火：據上下文義，疑應為「焦土」。

【譯文】少師請問道：脾為濕土，土由火生發，那麼火是脾土的父母嗎？岐伯說：脾土的父母，不止一種火。心經的君火，包絡、三焦、命門的相火，都可以生發脾土。然而君火生發脾土很是疏遠；相火生發脾土甚是親切，然而相火之中的命門之火，尤為親切。少師問：其中的緣故是甚麼呢？岐伯說：命門的盛衰，影響脾土的盛衰。命門的生絕，影響脾土的生絕。因為命門是脾土的父母，從根本上影響着脾土的生滅。不像其他的火那樣可旺盛、可衰微、可以有、可以無。少師說：命門火過於旺盛，大多不適合脾土，又是甚麼緣故呢？岐伯說：火少土就會濕，沒有生發的契機；火多土就會乾，有燥裂的危害。因為脾是濕土，土中有水。命門是水中的火。火隱藏在水中，那麼火就是既濟之火。自然沒有亢烈火焚的禍害，與脾土相適宜，所以火旺盛土也旺盛，火衰微土也衰微，火生發土也生發，火滅絕土也滅絕。如果火過於旺盛，這是火比水強勝。水不足以濟火，是未濟之火。火看似旺盛，實際上是衰微的，這是假旺而不是真旺。與脾土不相適宜了。不只不能生發脾土，反而會耗損脾土的生發之氣，脾土沒有生髮之氣就會赤地乾枯，想轉化水穀的精微以滋潤各個臟腑，就難了。況且火氣上炎與三焦、包絡之火直衝而上，與心火相合。火愈加旺盛而土就愈加耗損，不成為焦土，能做到嗎？少師問：焦土能夠生發肺金嗎？岐伯說：肺金沒有土不能生髮，如今土成為焦土，其中缺少潤澤之氣，又怎麼能生發金呢。不僅不能生發金，反而會轉嫁禍害給肺了，因為肺缺乏土氣的生髮，又多受火氣的逼迫，肺金衰弱，肝木強盛，是必然的出現的趨勢。肝木強盛，凌侮脾土，脾土衰敗更加難以生發肺金，肺金滅絕那麼腎水也跟着滅絕了，腎水滅絕那麼肝木無以滋養，肝木乾枯自焚更加增添了火的氣燄，脾土就愈加乾燥了。少師問：治療哪條經絡可以挽救呢？岐伯說：火有餘就會導致水不足，補水那麼火自然就止息了。然而只是徒然補水那麼水不容易生發，補肺金之氣那麼水就有生化的源頭，不用憂慮沒有源頭。腎得到水用以制約火，就會水火相濟，火沒有偏旺的禍害，治療方法必須先補水。少師說：對。

胃土篇第二十九

【題解】本篇主要闡述了胃土與其他臟腑的相互關係，胃土的生理功能與病理變化以及與其他因素的相互關係，提供了治療胃病的思路和原則。

少師問曰：脾胃皆土也，有所分乎？岐伯曰：脾，陰土也；胃，陽土也。陰土逢火則生，陽土必生於君火。君火者，心火也。少師曰：土生於火，火來生土，兩相親也，豈胃土遇三焦、命門之相火，辭之不受乎？岐伯曰：相火與胃不相合也，故相火得之而燔，不若君火得之而樂也。少師曰：心包亦是相火，何與胃親乎？岐伯曰：心包絡代君火以司令者也，故心包相火即與君火無異，此胃土之所以相親也。少師曰：心包代心之職，胃土取資心包，無異取資心火矣。但二火生胃土則受益；二火助胃火則受禍者，何也？岐伯曰：胃土衰則喜火之生，胃火盛則惡火之助也。少師曰：此又何故歟？岐伯曰：胃陽土宜弱不宜強。少師曰：何以不宜強也？岐伯曰：胃多氣多血之府[①]，其火易動，動則燎原而不可制，不特爍肺以殺子，且焚心以害母矣，且火之盛者，水之涸也。火沸上騰必至有焚林竭澤之虞[②]，爍腎水燒肝木，其能免乎？少師曰：治之奈何？岐伯曰：火盛必濟之水，然水非外水也，外水可暫救以止炎，非常治之法也。必大滋其內水之匱。內水者，腎水也。然而火盛之時，滋腎之水不能瀉胃之火，以火旺不易滅，水衰難驟生也。少師曰：又將奈何？岐伯曰：救焚之法，先瀉胃火，後以水濟之。少師曰：五臟六腑皆借胃氣為生，瀉胃火不損各臟腑乎？吾恐水未生，腎先絕矣。岐伯曰：火不息則土不安，先息火後濟水，則甘霖優渥，土氣升騰，自易發生萬物。此瀉胃正所以救胃，是瀉火非瀉土也。胃土有生機，各臟腑豈有死法乎。此救胃又所以救腎，並救各臟腑也。少師曰：胃氣安寧，肝木來克奈何？岐伯曰：肝來克胃，亦因肝木之燥也，木燥則肝氣不平矣，不平則木鬱不伸，上克胃土，土氣自無生發之機，故調胃之法以平肝為重。肝氣平矣又以補水為急，水旺而木不再鬱也，惟是水不易旺仍須補肺金，旺則生水，水可養木，金旺則制木，木不克土，胃有不得其生發之性者乎。少師曰：善。

【註釋】①府：古同「腑」，臟腑。②虞：憂慮。

【譯文】少師請問道：脾胃都是土，有甚麼區別嗎？岐伯說：脾是陰土；胃是陽土。陰土碰到火就會生發，陽土必定由君火生發。君火是心火。少師說：土由火生發，火是生發土的，二者相親，怎麼會出現胃土遇到三焦、命門的相火，拒絕不受納呢？岐伯說：相火與胃土不能相互配合，所以相火遇到胃土就會熾熱，不像心火見到胃土而樂於生土。少師說：心包絡也是相火，為甚麼會與胃親近呢？岐伯說：心包絡代替君火以負責指揮，所以心包絡的相火就與君火沒有甚麼不同，這就是胃土與心包絡之火相互親近的原因。少師說：心包絡代替心的職分，胃土從心包絡獲得滋養，無異於從心火取得滋養。但二種火生發胃土就會受益；二火資助胃火就會受禍，為甚麼呢？岐伯說：胃土衰弱就會喜歡火的生髮，胃火旺盛就會厭惡火的助長。少師說：這又是甚麼緣故呢？岐伯說：胃屬於陽土，宜弱不宜強。少師說：為甚麼不宜強呢？岐伯說：胃是多氣多血之腑，火容易竄動，竄動就會呈現燎原不可遏制的態勢，不只是灼燒肺金以殺子，而且會焚心以害母，並且火旺盛的時候，水就乾涸了。火沸上騰必然會有焚燒樹林、乾涸水澤的的憂慮，灼爍腎水，焚燒肝木，能夠避免嗎？少師問：怎麼治療呢？岐伯說：火勢熾盛必然需要水相濟，然而水並不是外水，外水只可以暫時救援，以抑制火勢的上炎，不是尋常的治療方法。必須大力滋潤體內水的匱乏。內水就是腎水。然而火勢旺盛的時候，滋潤腎中之水不能瀉胃之火，因為火勢旺盛不容易熄滅，水勢衰弱難以驟然生髮。少師問：又該怎麼治療呢？岐伯說：撲滅火的方法，是先瀉胃火，然後以水相濟。少師說：五臟六腑都借助胃氣為生，瀉胃火不會損傷各個臟腑嗎？我擔心水沒有生髮，腎就先滅絕了。岐伯說：火不熄滅那麼土就不會安定，先熄滅火後接濟水，那麼甘霖就會充沛，土氣升騰，自然容易生發萬物。這就是瀉胃就是救胃的原因，瀉火不是瀉土。胃土有生機，各個臟腑怎麼會有死法呢？這就是救胃又是用來救腎的，並挽救各個臟腑。少師問：胃氣安寧，肝木來克制怎麼辦呢？岐伯說：肝來克制胃，也是由於肝木的乾燥，木燥那麼肝氣就不平了，不平就會木鬱不伸了，上克制胃土，土氣自然沒有生發的契機，所以調胃的方法以平抑肝木的橫逆之氣為重。肝氣平和後，又以補水為急務，水旺木就不會再鬱閉了，只是水不容易旺盛仍然必須補肺，金旺盛了自然能生髮水，水可以滋養木，金旺盛就可以克制木，木不能克制土，胃怎能不回歸它生發的本性呢？少師說：對。

包絡火篇第三十

【題解】本篇主要闡述了心包絡之火的概念、特性，心包絡之火的生理功能與病理變化以及其與其他臟腑的關係，同時指出了心包絡之火的治療原則、臨床應用。

少師曰：心包之火，無異心火，其生克同乎？岐伯曰：言同則同，言異則異。心火生胃，心包之火不止生胃也。心火克肺，心包之火不止克肺也。少師曰：何謂也？岐伯曰：心包之火生胃，亦能死胃。胃土衰，得心包之火而土生，胃火盛，得心包之火而土敗。土母既敗，肺金之子何能生乎？少師曰：同一火也，何生克之異？岐伯曰：心火，陽火也，其勢急而可避，心包之火，陰火也，其勢緩而可親。故心火之克肺，一時之刑，心包之克肺，實久遠之害。害生於刑者，勢急而患未大。害生於恩者，勢緩而患漸深也。少師曰：可救乎？岐伯曰：亦在制火之有餘而已。少師曰：制之奈何？岐伯曰：心包，陰火，竊心之陽氣以自養之，必得腎之陰氣以自存。心欲溫腎，腎欲潤心，皆先交心包以通之，使腎水少衰，心又分其水氣，腎且供心火之不足，安能分餘惠以慰心包。心包乾涸，毋怪其害胃土也。補腎水之枯，則水足灌心而化液，即足注心包而化津，此不救胃，正所以救胃也。少師曰：

包絡之火可瀉乎？岐伯曰：胃土過旺，必瀉心包之火。然心包之火，可暫瀉而不可久瀉也。心包逼近於心，瀉包絡則心火不寧矣。少師曰：然則奈何？岐天師曰：肝經之木，包絡之母也。瀉肝則心包絡之火必衰矣。少師曰：肝亦心之母也，瀉肝而心火不寒乎？岐天師曰：暫瀉肝則包絡損其燄，而不至於害心。即久瀉肝則心君減其炎，亦不至於害包絡，猶勝於直瀉包絡也。少師曰：誠若師言，瀉肝經之木，可救急而不可圖緩，請問善後之法？岐伯曰：水旺則火衰，既濟之道也，安能捨補腎水別求瀉火哉？少師曰：善。

【譯文】少師曰：心包絡中的火與心火沒有差別，二者的生克相同嗎？岐伯說：說相同則相同，說不同則不同。心火生發胃，心包的火不止生發胃。心火克制肺，心包的火不止克制肺。少師問：怎麼理解呢？岐伯說：心包的火能生發胃，也能導致胃的死亡。胃土衰弱，獲得心包的火土氣就會生髮，胃火旺盛，獲得心包的火土氣就會衰敗。脾土之母已經衰敗了，肺金之子怎麼能生髮呢？少師說：同一種火，生克為甚麼會不同呢？岐伯說：心火是陽火，氣勢急迫而可以避開，心包的火是陰火，氣勢和緩而可以親切。所以心火克制肺金，是一時的刑克，心包克制肺金，其實是久遠的危害。危害產生於刑克中的，氣勢急迫但禍患不大。危害產生於恩養中的，氣勢和緩但禍患逐漸加深。少師問：可以挽救嗎？岐伯說：也在於制約有餘的火氣而已。少師說：怎麼制約呢？岐伯說：心包的火是陰火，盜取心的陽氣以滋養自己，必須獲得腎的陰氣才能自存。心想要溫暖腎，腎想要滋潤心，都要先交通心包絡，然後才能暢行無阻，假使腎水衰少，心又分出腎的水氣，腎供給心火的氣不足，怎麼能分出多餘的陰液供給心包呢。心包乾涸，就不能責怪它禍害胃土了。補益腎水的枯竭，那麼腎水足以灌溉心田而化為陰液，就足以灌注心包而化生津液了，這看起來不是救援胃，實際上正是用來救援胃的了。少師問：包絡的火可以清瀉嗎？岐伯說：胃土過於旺盛，必須清瀉心包的火。然而心包的火，可以暫時清瀉而不可長期清瀉。心包逼近心，清瀉包絡的火，那麼心火就不安寧了。少師問：既然如此，那怎麼辦呢？岐天師說：肝經之木，是包絡之母。清瀉肝木，那麼心包絡之火必然會衰弱。少師說：肝也是心之母，清瀉肝那麼心火不會寒涼嗎？岐天師說：暫時清瀉肝，包絡就減損了它的氣燄，不至於損害到心。即使長期瀉肝，心君減少了它的火燄，也不至於損害包絡，仍然勝過直接清瀉包絡了。少師說：正如師尊所說，清瀉肝經之木，可以救急但是不可以緩圖，請問善後的治法？岐伯說：水旺火就會衰，是水火既濟之道，怎麼能捨棄滋補腎水另外尋求其他瀉火的方法呢？少師說：對。

三焦火篇第三十一

【題解】本篇主要討論了三焦的劃分與功能，三焦火的概念與表現，以及三焦火的調理與治療。

少師曰：三焦[①]無形，其火安生乎？岐伯曰：三焦稱腑，虛腑也。無腑而稱腑，有隨寓爲家之義。故逢木則生，逢火則旺。即逢金、逢土亦不相仇而相得。總欲竊各臟腑之氣以自旺也。

少師曰：三焦耗臟腑之氣，宜爲各臟腑之所絕矣，何以反親之也？岐伯曰：各臟腑之氣，非三焦不能通達上下，故樂其來親而益之以氣，即有偷竊亦安焉而不問也。少師曰：各臟腑樂與三焦相親，然三焦樂與何臟腑爲更親乎？岐伯曰：最親者，膽木也。膽與肝爲表裏，是肝膽爲三焦之母，即三焦之家也。無家而寄生於母家，不無府而有府乎？然而三焦之性喜動惡靜，上下同流，不樂安居於母宅，又不可謂肝膽之宮竟是三焦之府也。少師曰：三焦，火也，火必畏水，何故與水親乎？岐伯曰：三焦之火，最善制水，非親水而喜入於水也，蓋水無火氣之溫則水成寒水矣，寒水何以化物。故腎中之水，得三焦之火而生；膀胱之水，得三焦之火而化。火與水合實有既濟之歡也。但恐火過於熱，制水太甚，水不得益而得損，必有乾燥之苦也。少師曰：然則何以治之？岐伯曰：瀉火而水自流也。少師曰：三焦無腑，瀉三焦之火，何從而瀉之？岐伯曰：視助火之臟腑以瀉之，即所以瀉三焦也。少師曰：善。

【註釋】①三焦：為六腑之一，是上、中、下三焦的合稱。關於「焦」字的含義，歷代醫家認識不一。有認為「焦」當作「膲」者，膲為體內臟器，是有形之物；有認為「焦」字從火，為無形之氣，能腐熟水穀之變化；有認為「焦」字當作「樵」字，樵，槌也，節也，謂人體上、中、下三節段或三個區域。三焦是中醫藏象學說中一個特有的名詞，六腑之一，位於軀體和臟腑之間的空腔，包含胸腔和腹腔，人體的其他臟腑器官均在其中，是上焦、中焦和下焦的合稱，即將軀幹劃分為三個部位，橫膈以上內臟器官為上焦，包括心、肺；橫膈以下至臍內臟器官為中焦，包括脾、胃、肝、膽等內臟；臍以下內臟器官為下焦，包括腎、大腸、小腸、膀胱。

【譯文】少師問：三焦沒有具體的形狀，請問三焦之火是怎樣生發的呢？岐伯說：三焦稱為腑，是虛腑。沒有腑卻稱為腑，有隨着所在地方作為居家的含義，所以遇到木就會生發，遇到火就會旺盛。即使遇到金、遇到土也不會相互仇恨，反而會彼此投合。總是想着盜取各個臟腑之氣以旺盛自身。少師問：三焦耗損臟腑之氣，應該被各個臟腑所棄絕，為甚麼反而會親近三焦呢？岐伯說：各個臟腑之氣，沒有三焦就不能夠通達上下，所以樂於三焦的親近而以氣補益，即使偷竊它們的氣也會安於現狀而不追問。少師說：各個臟腑都樂於與三焦相互親近，然而三焦樂於與哪個臟腑更加親近呢？岐伯說：最為親近的就是膽木了。膽與肝互為表裏，肝膽為三焦之母，就是三焦的家。沒有家卻寄生在母家，不是沒有府而相當於有府嗎？然而三焦的特性是喜動惡靜，上下互相流通，不樂於安居於母宅，又不可以說肝膽之宮就是三焦之府。少師說：三焦屬於火，火必然畏懼水，為甚麼會與水親近呢？岐伯說：三焦之火，最善於制約水，不是親近水而是喜歡入於水，如果水沒有火氣的溫暖那麼水就變成寒水了，寒水怎麼可以運化精微呢？所以腎中的水，得到三焦之火而生發；膀胱的水，得到三焦之火而氣化。火與水相合，實際上是有水火既濟的歡愉。但恐怕火過於炎熱，制約水太厲害，水得不到益處反而會有損害，必定會有乾燥之苦。少師問：既然如此，那麼該怎麼治療呢？岐伯說：清瀉火那麼水自然就會流通了。少師問：三焦沒有腑，清瀉三焦之火，從哪裏清瀉呢？岐伯說：觀察哪些是助長火氣的臟腑，然後清瀉它們，就是用來清瀉三焦之火的。少師曰：對。

膽木篇第三十二

【題解】本篇主要闡述了膽與肝腎之間的關係，膽的生理功能、病理變化，同時指出了膽病的治療原則、臨床應用。

少師曰：膽寄於肝，而木必生於水。腎水之生肝，即是生膽矣，豈另來生膽乎？岐伯曰：腎水生木必先生肝，肝即分其水以生膽。然肝與膽皆腎子也，腎豈有疏於膽者乎？惟膽與肝爲表裏，實手足相親，無彼此之分也。故腎水旺而肝膽同旺，腎水衰而肝膽同衰。非僅肝血旺而膽汁盈，肝血衰而膽汁衰也。少師曰：然亦有腎水不衰，膽氣自病者，何也？岐伯曰：膽之汁主藏，膽之氣主洩，故喜通不喜塞也。而膽氣又最易塞，一遇外寒，膽氣不通矣；一遇內鬱，膽氣不通矣。單補腎水，不舒膽木，則木中之火不能外洩，勢必下克脾胃之土，木土交戰，多致膽氣不平，非助火以刑肺，必耗水以虧肝，於是膽鬱肝亦鬱矣。肝膽交鬱，其塞益甚。故必以解鬱爲先，不可徒補腎水也。少師曰：肝膽同鬱，將獨解膽木之塞乎？岐伯曰：鬱同而解鬱，烏可異哉？膽鬱而肝亦鬱，肝舒而膽亦舒。舒膽之後，濟之補水，則水蔭木以敷榮[①]，木得水而調達，既不絕肝之血，有不生心之液者乎？自此，三焦得木氣以爲根，即包絡亦得膽氣以爲助，十二經無不取決於膽也，何憂匱乏哉！少師曰：善。

【註釋】①敷榮：花開茂盛。

【譯文】少師說：膽寄居在肝的位置，而木必定是由水生髮的。腎水生發肝木，就是生發膽了，怎麼會另外來生發膽呢？岐伯說：腎水生髮木，必定會先生發肝，肝隨即分出腎水以生發膽，然而肝與膽都是腎子，腎怎麼會疏離膽呢？只是膽與肝互為表裏，實際上是手足相親，沒有彼此的分別，所以腎水旺那麼肝膽就會一同旺盛，腎水衰弱那麼肝膽就會一同衰弱。不僅僅是肝血旺而膽汁充盈，肝血衰弱而膽汁衰竭。少師問：然而也有腎水不衰竭，膽氣自然發病，為甚麼呢？岐伯說：膽汁主貯藏，膽氣主疏泄，所以喜歡暢通不喜歡閉塞。然而膽氣又最容易閉塞，一旦遭遇外寒，膽氣就不暢通了；一旦遭遇內鬱，膽氣就不暢通了。單一的滋補腎水，不舒通膽木，那麼木中的火不能外洩，勢必向下克制脾胃之土，木土交戰，大多會導致膽氣不平，不是助長心火刑克肺金，就必然會耗損腎水以虧損肝木，於是膽腑鬱塞，肝臟也鬱閉了。肝膽同時鬱結，閉塞就更加嚴重了，所以必須以解除鬱閉為先，不可以只是滋補腎水。少師問：肝膽同時鬱結，將單獨解除膽木的閉塞嗎？岐伯說：鬱閉相同而採用的解鬱方法，怎麼會不同呢？膽腑鬱閉而肝臟也會鬱塞，肝臟舒張而膽腑也會舒張。舒張膽腑之後，再滋補腎水，那麼腎水蔭養肝木，肝木就會敷榮，木得到水就會調達，肝血不會斷絕，有不生發心液的嗎？從此以後，三焦得到木氣作為根本，就相當於心包絡也獲得了膽氣作為協助，十二經無一不是取決於膽。哪裏需要擔憂匱乏呢！少師說：對。

膀胱水篇第三十三

【題解】本篇主要闡述了膀胱的生理功能，與心腎等臟腑之間的關係，以及膀胱病的病因病機，同時指出了膀胱病的治療原則與方法。

少師曰：水屬陰，膀胱之水，謂之陽水，何也？岐伯曰：膀胱之水，水中藏火也。膀胱無火，水不化，故以陽水名之。膀胱腑中本無火也，恃心腎二臟之火相通化水，水始可藏而亦可洩。夫火屬陽，膀胱既通火氣，則陰變爲陽矣。少師曰：膀胱通心腎之火，然親於腎而疏於心也。心火屬陽，膀胱亦屬陽，陽不與陽親，何也？岐伯曰：膀胱與腎爲表裏，最爲關切，故腎親於膀胱。而膀胱亦不能疏於腎也。心不與膀胱相合，毋怪膀胱之疏心矣。然心雖不合於膀胱，而心實與小腸爲表裏，小腸與膀胱正相通也。心合小腸，不得不合膀胱矣，是心與膀胱其跡若遠而實近也。少師曰：然則膀胱親於心而疏於腎乎？岐伯曰：膀胱，陽水也，喜通陰火而不喜通陽火，似心火來親未必得之化水；然而腎火不通心火，則陰陽不交，膀胱之陽火正難化也。少師曰：此又何故歟？岐伯曰：心火下交於腎，則心包、三焦之火齊來相濟，助胃以化膀胱之水。倘心不交腎，心包、三焦之火各奉心火以上炎，何敢下降以私通於腎？既不下降，敢代君以化水乎？少師曰：君火無爲，相火有爲，君火不下降，包絡相火正可代君出治[①]，何以心火不交，相火亦不降乎？岐伯曰：君臣一德[②]而天下治，君火交而相火降，則膀胱得火而水化。君火離而相火降，則膀胱得火而水乾。雖君火恃相火而行，亦相火必借君火而治。腎得心火之交，又得包絡之降，陰陽合爲一性，竟不能分腎爲陰、心爲陽矣。少師曰：心腎之離合，膀胱之得失，如此乎？岐伯曰：膀胱，可寒而不可過寒，可熱而不可過熱；過寒則遺，過熱則閉，皆心腎不交之故也，此水火所以重既濟耳。少師曰：善。

【註釋】①出治：治理國家。②一德：同心齊力。漢·桓寬《鹽鐵論·世務》：「方此之時，天下和同，君臣一德，外內相信。」

【譯文】少師問：水性屬陰，膀胱的水卻稱為陽水，是為甚麼呢？岐伯說：膀胱的水，水中藏有火。膀胱如果沒有火，水就不能氣化，所以以陽水命名。膀胱腑中原本沒有火，依恃心腎二臟的火氣相通以氣化行水，如此水才可以貯藏也可以排泄。火性屬陽，膀胱已經貫通火氣，那麼陰就變為陽了。少師說：膀胱貫通心腎之火，然而卻親近腎而疏遠心。心火性屬陽，膀胱性也屬陽，陽不與陽親近，為甚麼呢？岐伯說：膀胱與腎互為表裏，關係最為密切，所以腎親近膀胱。而膀胱也不能疏遠腎。心不與膀胱相合，不能怪膀胱疏遠心了。然而心雖然不與膀胱相合，但是心與小腸互為表裏，小腸與膀胱正好相通。心與小腸相合，就不得不與膀胱相合了。這是心與膀胱看起來關係疏遠而實際上親近。少師問：既然如此，那麼膀胱親近心而疏遠腎嗎？岐伯說：膀胱是陽水，喜歡貫通陰火而不喜歡貫通陽火，好比心火來親近，未必得到後就化水。然而腎火不與心火相通，就會導致陰陽不交，膀胱的陽火難以氣化。少師問：這又是甚麼緣故呢？岐伯說：心火向下與腎相交，那麼心包、三焦的火就會齊來相濟，幫助胃土以氣化膀胱的水。倘若心火不與腎水相交，那麼心包、三焦的火各自奉心火以上炎，怎麼敢下降私自與腎相通呢？已然不敢下降，又怎麼敢代替君火以氣化水呢？少師問：君火無為，相火有為，君火不下降，包絡相火正好可以代替君火出治，為甚麼心火不交，相火也不下降呢？岐伯說：君臣同心同德就會天下治。君火相交而相火下降，那麼膀胱得到火，水就可以氣化。君火相離而相火下降，那麼膀胱得到火，水就會乾涸。雖然君火依恃相火而行使政令，相火也必須借助君火而治理天下。腎水得到心火相交，又得到下降包絡之火，陰陽合為一性，最終不能區分成腎為陰、心為陽了。少師問：心腎的離合，膀胱的得失，就是這樣的嗎？岐伯說：膀胱，可以寒而不可以過於寒，可以熱而不可以過於熱。過於寒就會遺精，過於熱就會癃閉，都是心腎不相交的緣故，這就是水火重在既濟的原因。少師說：好。

大腸金篇第三十四

【題解】本篇主要闡述了大腸的生理特性、功能、五行屬性，與水火的關係及其與其他臟腑之間的關係。

少師曰：金能生水，大腸屬金，亦能生水乎？岐伯曰：大腸之金，陽金也，不能生水，且借水以相生。少師曰：水何能生金哉？岐伯曰：水不生金而能養金，養卽生也。少師曰：人身火多於水，安得水以養大腸乎？岐伯曰：大腸離水實無以養，而水苦無多。所冀者，脾土生金，轉輸精液，庶無乾燥之虞。而後以腎水潤之，便慶濡澤耳，是水土俱爲大腸之父母也。少師曰：土生金，而大腸益燥，何也？岐伯曰：土柔而大腸潤，土剛而大腸燥矣。少師曰：土剛何以燥也？岐伯曰：土剛者，因火旺而剛也。土剛而生金更甚，然未免同火俱生，金喜土而畏火，雖生而實克矣。安得不燥哉？少師曰：水潤金也，又善蕩金者，何故歟？岐伯曰：大腸得眞水而養，得邪水而蕩也。邪正不兩立，勢必相遇而相爭。邪旺而正不能敵，則衝激澎湃，傾腸而瀉矣。故大腸尤宜防水。防水者，防外來之水，非防內存之水也。少師曰：人非水火不生，人日飲水，何以防之？岐伯曰：防水何若培土乎？土旺足以制水，土旺自能生金。制水，不害邪水之侵。生金，無愁眞水之涸，自必火靜而金安，可傳導而變化也。少師曰：大腸無火，往往有傳導變化而不能者，又何故歟？岐伯曰：大腸惡火又最喜火也。惡火者，惡陽火也。喜火者，喜陰火也。陰火不同，而腎中之陰火尤其所喜。喜火者，喜其火中之有水也。少師曰：腎火雖水中之火，然而克金，何以喜之？岐伯曰：肺腎子母也，氣無時不通，肺與大腸爲表裏，腎氣生肺，卽生大腸矣。大腸得腎中水火之氣，始得司其開闔也。倘水火不入於大腸，開闔無權，何以傳導變化乎！少師曰：善。

【譯文】少師問：金能生髮水，大腸五行屬金，也能生髮水嗎？岐伯說：大腸的金，屬於陽金，不能生髮水，並且借助水相生。少師問：水怎麼能生發金呢？岐伯說：水不生發金卻能養金，養就是生髮。少師問：人身的火多於水，怎麼用水來養大腸呢？岐伯說：大腸離開水其實就不能滋養了，然而苦於水不夠。所希冀的是脾土生發肺金，轉輸精液，希望沒有乾燥的憂慮。而後用腎水滋潤，就會獲得濡澤的效果，因此水土都是大腸的父母。少師問：土生發金，而大腸更加乾燥，為甚麼呢？岐伯說：土柔軟而大腸就會濕潤，土剛燥而大腸就會跟着乾燥了。少師問：土剛為甚麼會燥呢？岐伯說：土剛是由於火旺而剛。土剛生發金就更加厲害了，然而未免與火一同生發，金喜歡土而畏懼火，雖說是生發而實際上是克制了，怎麼能不乾燥呢？少師說：水滋潤金，又善於滌蕩金，是甚麼緣故呢？岐伯說：大腸得到真水才能滋養，得到邪水就會激蕩了。邪正不兩立，相遇勢必會相爭。邪旺而正不能敵，就會衝激澎湃，傾腸而瀉下，所以大腸尤其應當防水。防水防的是外來之水，不是提防內存之水。少師問：人離開水火就不能生存，人每天都會飲水，怎麼預防呢？岐伯說：防水哪裏比得上培土呢？土旺盛就足以制約水，土旺盛自然能生髮金。制約水，不害怕邪水的侵害。生發金，不需要擔憂真水的乾涸，自然會火靜而金安，可以傳導糟粕而變化水穀。少師問：大腸沒有火，往往會有不能傳導糟粕、變化水穀的情況，又是甚麼緣故呢？岐伯說：大腸厭惡火又最喜歡火。厭惡火是厭惡陽火。喜歡火是喜歡陰火。陰火又不同，而腎中的陰火尤其是大腸所喜歡。喜歡火，是喜歡火中有水。少師問：腎火雖然是水中之火，然而會克制金，為甚麼會喜歡呢？岐伯說：肺腎是子母關係，氣無時無刻不貫通，肺與大腸互為表裏，腎氣生發肺，就是生發大腸了。大腸獲得腎中的水火之氣，才得以發揮開闔的功能。倘若水火不能夠進入大腸，開闔沒有權柄，又怎麼能傳導糟粕、變化水穀呢！少師說：對。

小腸火篇第三十五

【題解】本篇主要闡述了小腸的陰陽水火之性與作用，小腸經的穴位與功能，以及小腸火衰與疾病的關係和治療方法。

少師曰：小腸屬火乎？屬水乎？岐伯曰：小腸與心爲表裏，與心同氣，屬火無疑。其體則爲水之路，故小腸又屬水也。少師曰：然則小腸居水火之間，乃不陰不陽之腑乎？岐伯曰：小腸屬陽，不屬陰也；兼屬之水者，以其能導水也。水無火不化，小腸有火，故能化水。水不化火，而火且化水，是小腸屬火明矣。惟小腸之火代心君以變化，心卽分其火氣以與小腸，始得導水以滲入於膀胱，然有心之火氣，無腎之水氣，則心腎不交[1]、水火不合，水不能遽滲於膀胱矣。少師曰：斯又何故乎？岐伯曰：膀胱，水腑也，得火而化，亦必得水而親。小腸之火欲通膀胱，必得腎中眞水之氣以相引，而後心腎會而水火濟，可滲入亦可傳出也。少師曰：小腸爲受盛之官，既容水穀[2]，安在腸內無水，必借腎水之通膀胱乎？岐伯曰：眞水則存而不洩，邪水則走而不守也。小腸得腎之眞水，故能化水穀而分清濁，不隨水穀俱出也，此小腸所以必資於腎氣耳。少師曰：善。

【註釋】①心腎不交：中醫學名詞，指心與腎生理協調失常的病變，多由腎陰虧損，陰精不能上承，導致心火上亢，不能下交於腎。②水穀：水和穀物。泛指食物。

【譯文】少師文：小腸屬於火呢？還是屬於水呢？岐伯說：小腸與心互為表裏，與心同氣，屬於火沒有疑問。小腸本體又是水通行的道路，所以小腸又屬於水。少師說：既然如此，那麼小腸處於水火之間，是不陰不陽的腑嗎？岐伯說：小腸屬於陽，不屬於陰；又歸屬於水，是因為小腸能導水。水沒有火不能化，小腸有火，所以能化水。水不能化火，而火卻化水，這是小腸屬火的明證了。只是小腸之火代替心君行使變化的職能，心就會分出火氣以給予小腸，才能引導水滲透進入膀胱，然而只有心的火氣，沒有腎的水氣，就會出現心腎不交、水火不合，水不能急劇滲透進入膀胱了。少師問：這又是甚麼緣故呢？岐伯說：膀胱是水腑也，得到火就會氣化，也必須得到水才能親近。小腸的火想通達膀胱，必須得到腎中真水之氣來引導，而後心腎相會而水火既濟，可以滲透進入也可以傳出。少師說：小腸為受盛之官，可以受納水穀食物，為甚麼在腸內沒有水，必須借助腎水才能通達膀胱呢？岐伯說：真水貯存而不會走洩，邪水走洩而不會留存。小腸獲得腎中的真水，所以能運化水穀而分泌清濁，不隨水穀一起排出，這是小腸必須從腎氣資生的原因。少師說：對。

命門眞火篇第三十六

【題解】本篇主要闡述了命門眞火的概念與特性，強調了命門眞火的作用與功能，以及命門眞火的衰微與補養原則，同時指出了《黃帝內經》中對於命門眞火的遺漏和保守態度。

少師曰：命門居水火中，屬水乎？屬火乎？岐伯曰：命門，火也，無形有氣，居兩腎之間，能生水而亦藏於水也。少師曰：藏於水以生水，何也？岐伯曰：火非水不藏，無水則火沸矣；水非火不生，無火則水絕矣。水與火蓋兩相生而兩相藏也。少師曰：命門之火既與兩腎相親，宜與各臟腑疏矣。岐伯曰：命門爲十二經之主，不止腎恃之爲根，各臟腑無不相合也。少師曰：十二經皆有火也，何借命門之生乎？岐伯曰：十二經之火，皆後天之火也。後天之火，非先天之火不化。十二經之火得命門先天之火，則生生不息，而後可轉輸運動，變化於無窮，此十二經所以皆仰望於命門，各倚之爲根也。少師曰：命門之火氣甚微，十二經皆來取資，盡爲分給，不虞匱乏乎？岐伯曰：命門居水火中，水火相濟，取之正無窮也。少師曰：水火非出於腎乎？岐伯曰：命門水火雖不全屬於腎，亦不全離乎腎也。蓋各經之水火均屬後天，獨腎中水火則屬先天也。後天火易旺，先天火易衰。故命門火微，必須補火，而補火必須補腎，又必兼水火補之。正以命門之火可旺，而不可過旺也。火之過旺，水之過衰也。水衰不能濟火，則火無所制，必焚沸於十二經，不受益而受損矣。故補火必須於水中補之。水中補火，則命門與兩腎有既濟之歡，分布於十二經亦無未濟之害也。少師曰：命門之係人生死甚重，《內經》何以遺之？岐伯曰：未嘗遺也，主不明則十二官危，所謂主者，正指命門也，七節[1]之旁有小心[2]，小心者，亦指命門也，人特未悟耳。少師曰：命門爲主，前人未言，何也？岐伯曰：廣成子云：窴窈冥冥，其中有神，恍恍惚惚，其中有氣，亦指命門也，誰謂前人勿道哉？且命門居於腎，通於任督，更與丹田、神室相接。存神於丹田，所以溫命門也；守氣於神室，所以養命門也。修仙之道，無非溫養命門耳。命門旺而十二經皆旺，命門衰而十二經皆衰也。命門生而氣生，命門絕而氣絕矣。少師曰：善。

【註釋】①七節：人體部位名，指第七胸椎。《素問·刺禁論》：「七節之傍，中有小心」。《類經·針灸類》：「人之脊骨共二十一節，自上而下當十四節之間，自下而上是為第七節。」②小心：典出《素問·刺禁論》：「七節之傍，中有小心。」歷代注家、醫家對此看法不一。指心包絡。馬蒔注云：「自五椎（心俞）之下可推之，則包絡當垂至第七節而止……蓋心……為大心，包絡……為小心也。」指命門。吳鶴皋注云：「下部之第七節也（指從尾椎向上數的第七椎），其傍乃兩腎所繫，左為腎，右為命門，命門相火代君行事，故曰小心。」指膈俞穴。張志聰註云：「七節之旁，膈俞之間也，中有小心者，謂心氣之出於其間，極微極細。」

【譯文】少師問：命門處於水火之間，是屬於水呢？還是屬於火呢？岐伯說：命門屬於火，沒有形狀，只有真氣，位於兩腎之間，能生水也能貯藏於水。少師問：藏於水又生髮水，是為甚麼呢？岐伯說：火離開水不能貯藏，沒有水火就沸騰了；水沒有火不能生髮，沒有火水就斷絕了。水與火是兩兩生發又互相貯藏了。少師說：命門之火既然與兩腎相互親近，應該與各個臟腑疏離了？岐伯說：命門是十二經的主宰，不只是腎依恃它作為根本，各個臟腑無不與之相合。少師問：十二經都有火，為甚麼會借助命門來生發呢？岐伯說：十二經的火，都是後天之火。後天之火，沒有先天之火不能化生。十二經之火獲得命門的先天之火，就會生生不息，而後可以轉輸運動，變化無窮，這是十二經都仰望於命門的原因，各自倚靠命門作為根本。少師說：命門的火氣很是微小，十二經都靠命門資取，完全分給，沒有匱乏的憂慮嗎？岐伯說：命門處於水火之間，水火相濟，正可以提供無窮無盡的資源。少師說：水火不是從腎中生發的嗎？岐伯說：命門中的水火雖然不完全屬於腎，但也不完全脫離腎。因為各經的水火都屬於後天，唯獨腎中的水火屬於先天。後天的火容易盛旺，先天的火容易衰微。所以命門的火衰微，必須補火，而補火必須補腎，又必須兼顧水火補益。正是由於命門之火可以旺盛，而不可以過於旺盛。火過於旺盛，水過於衰微。水衰微不能濟火，那麼火沒有了制約，必然會焚燒沸騰於十二經，不但不受益反而會受損了。所以補火必須在水中補。水中補火，那麼命門與兩腎就會有既濟的喜悅，分布於十二經也不會有未濟的危害。少師說：命門關係人的生死特別重要，《內經》為甚麼會遺漏呢？岐伯說：沒有遺漏，主不明則十二官危中所說的主，指的正是命門，七節之旁有小心，中的小心，也是指命門，只是人們沒有領悟罷了。少師問：命門為主，前人沒有談及，為甚麼呢？岐伯說：廣成子說過：竊窈冥冥，其中有神，恍恍惚惚，其中有氣，指的也是命門，誰說前人沒有談及呢？況且命門位於腎，與任督二脈相通，更與丹田、神室相接。存神於丹田，就是用來溫暖命門的；守氣於神室，就是用來滋養命門的。修仙的途徑，無非是溫養命門罷了。命門旺盛，那麼十二經都會旺盛，命門衰微，那麼十二經都會衰微。命門生，氣就生，命門絕，氣就絕了。少師說：對。

卷 五

命門經主篇第三十七

【題解】本篇主要闡述了命門作爲十二經之主的生理作用，與其他臟腑之間的關係，以及命門之火的重要性，同時討論了命門之火的治療原則與方法。

雷公問於岐伯曰：十二經各有一主，主在何經？岐伯曰：腎中之命門爲十二經之主也。雷公曰：十二經最神者，心也。宜心爲主，不宜以腎中之命門爲主也。岐伯曰：以心爲主，此主之所以不明也。主在腎之中，不在心之內。然而離心非主，離腎亦非主也。命門殆通心腎以爲主乎？豈惟通心腎哉？五臟七腑無不共相貫通也。雷公曰：其共相貫通者，何也？岐伯曰：人非火不生，命門屬火，先天之火也。十二經得命門之火始能生化，雖十二經來通於命門，亦命門之火原能通之也。雷公曰：命門屬火，宜與火相親，何偏居於腎以親水氣耶？岐伯曰：腎火，無形之火也；腎水，無形之水也。有形之火，水能克之，無形之火，水能生之。火克於水者，有形之水也，火生於水者，無形之水也。然而無形之火偏能生無形之水，故火不藏於火，轉藏於水，所謂一陽陷於二陰之間也。人身先生命門而後生心。心生肺，肺生脾，脾生肝，肝生腎，相合而相生，亦相克而相生也。十二經非命門不生，正不可以生克而拘視之也。故心得命門，而神明應物也；肝得命門，而謀慮也；膽得命門，而決斷也；胃得命門，而受納也；脾得命門，而轉輸也；肺得命門，而治節也；大腸得命門，而傳導也；小腸得命門，而布化也；腎得命門，而作強也；三焦得命門，而決瀆①也；膀胱得命門，而畜洩②也。是十二經爲主之官，而命門爲十二官之主，有此主則十二官治，無此主則十二官亡矣。命門爲主，供十二官之取資。其火易衰，其火亦易旺，然衰乃眞衰，旺乃假旺。先天之火非先天之水不生，水中補火，則眞衰者不衰矣。火中補水，則假旺者不旺矣。見其衰，補火而不濟之以水，則火益微；見其旺，瀉火而不濟之以水，則火益熾。雷公曰：何道之渺乎，非天師又孰能知之。

【註釋】①決瀆：亦作「決瀆」。疏浚水道。②畜洩：亦作「蓄洩」。蓄存洩放。

【譯文】雷公向岐伯請問道：十二經脈各自有主宰，主宰在哪一條經脈經？岐伯說：腎中的命門是十二經的主宰。雷公說：十二經中最神聖的是心，應該以心為主宰，不應該以腎中的命門作為主宰。岐伯說：以心為主宰，這就顯得不夠清晰明了了。主宰在腎中，不在心內。然而離開心不能主宰，離開腎也不能主宰了。命門大概是溝通心腎作為主宰，怎麼只是溝通心腎呢？五臟七腑都互相貫通。雷公說：互相貫通為甚麼呢？岐伯說：人離開火就不能生存，命門屬於火，是先天之火。十二經得到命門之火才能夠生成變化，十二經脈貫通於命門，也是命門之火原本能溝通。雷公問：命門屬於火，應該與火相親近，為甚麼偏居於腎而親近水氣呢？岐伯說：腎火是無形之火；腎水是無形之水。有形之火，水能克制，無形之火，水能生髮。被水克制的火，是有形之水，由水生發的火，是無形之水。然而無形之火偏偏能生發無形之水，所以火不貯藏於火，轉而貯藏於水，就是所謂的一陽陷於二陰之間。人身是先形成命門而後生成心，心生肺，肺生脾，脾生肝，肝生腎，相合而相生，也是相克而相生。十二經脈脫離命門就不能生化，不可以用五行生克的理論局限的看待十二經脈與命門的關係。所以心得到命門的滋養，就能產生神明以應對萬物；肝得到命門的支持，就能謀劃決策；膽得到命門的助力，就能決斷果敢；胃得到命門的溫煦，就能正常地受納水穀食物；脾得到命門的滋養，就能轉輸水穀精微，滋養全身；肺得到命門的推動，就能調節一身之氣；大腸得到命門的助力，就能傳導糟粕；小腸得到命門的溫煦，就能布散營養物質；腎得到命門的支持，就能強健有力；三焦得到命門的疏通，就能保持水液代謝的平衡；膀胱得到命門的溫煦，就能正常地蓄存和排泄尿液。十二經脈各自擔當着主要官職的角色，而命門是十二官的主宰，有這個主宰那麼十二官就會正常發揮功能，沒有這個主宰那麼十二官就失去活力了。命門作為主宰，為十二官提供資取。命門的火容易衰微，也容易旺盛，然而衰微是真衰微，旺盛卻是假旺盛。先天之火沒有先天之水不能生髮，在水中補火，那麼真衰微的就不會衰微了。在火中補水，那麼假旺盛的就不旺盛了。見到命門衰微，只是補火而不補充命門之水，那麼火就會更加衰微；見到命門旺盛，單純瀉火而不補充命門之水，那麼火就會更加熾熱。雷公說：道理是多麼深奧微妙啊，不是天師又有誰能知曉呢。

五行生克篇第三十八

【題解】本篇主要闡述了五行相生相克的概念與次序，以及五行相生相克的臨床意義。

雷公問於岐伯曰：余讀《內經》載五行甚詳，其旨盡之乎？岐伯曰：五行之理，又何易窮哉？雷公曰：盍不盡言之？岐伯曰：談天乎？談地乎？談人乎？雷公曰：請言人之五行。岐伯曰：心、肝、脾、肺、腎配火、木、土、金、水，非人身之五行乎？雷公曰：請言其變。岐伯曰：變則又何能盡哉，試言其生克。生克之變者，生中克也，克中生也。生不全生也，克不全克也，生畏克而不敢生也，克畏生而不敢克也。雷公曰：何以見生中之克乎？岐伯曰：腎生肝，腎中無水，水涸而火騰矣，肝木受焚，腎何生乎？肝生心，肝中無水，水燥而木焦矣，心火無煙，肝何生乎？心君火也，包絡相火也，二火無水將自炎也，土不得火之生，反得火之害矣。脾生肺金也，土中無水，乾土何以生物，鑠石流金，不生金反克金矣。肺生腎水也，金中無水，死金何以出泉。崩壚飛汞，不生水反克水矣。蓋五行多水則不生，五行無水亦不生也。雷公曰：何以見克中之生乎？岐伯曰：肝克土，土得木以疏通，則土有生氣矣。脾克水，水得土而畜積，則土有生基矣。腎克火，火得水以相濟，則火有神光矣。心克金，然肺金必得心火以煅煉也。肺克木，然肝木必得肺金以斫削也，非皆克以生之乎？雷公曰：請言生不全生。岐伯曰：生不全生者，專言腎水也，各臟腑無不取資於腎，心得腎水而神明煥發也，脾得腎水而精微化導也，肺得腎水而清肅下行也，肝得腎水而謀慮決斷也，七腑亦無不得腎水而布化也。然而取資多者分給必少矣，親於此者疏於彼，厚於上者薄於下，此生之所以難全也。雷公曰：請言克不全克。岐伯曰：克不全克者，專言腎火也。腎火易動難靜，易逆難順，易上難下，故一動則無不動矣，一逆則無不逆矣，一上則無不上矣。騰於心躁煩矣，入於脾乾涸矣，升於肺喘嗽矣，流於肝焚燒矣，衝擊於七腑燥渴矣。雖然腎火乃雷火也，亦龍火也，龍雷之火其性雖猛，然聚則力專，分則勢散，無乎不克反無乎全克矣。雷公曰：生畏克而不敢生者，若何？岐伯曰：肝木生心火也，而肺金太旺，肝畏肺克，不敢生心，則心氣轉弱，金克肝木矣。心火生胃土也，而腎火太旺，不敢生胃，則胃氣更虛，水侵胃土矣。心包之火生脾土也，而腎水過泛，不敢生脾，則脾氣加困，水欺脾土矣。脾胃之土生肺金也，而肝木過剛，脾胃畏肝，不敢生肺，則肺氣愈損，木侮脾胃矣。肺金生腎水也，而心火過炎，肺畏心克，不敢生腎，則腎氣益枯，火刑肺金矣。腎水生肝木也，而脾胃過燥，腎畏脾胃之土，不敢生肝，則肝氣更凋，土制腎水矣。雷公曰：何法以制之乎？岐伯曰：制克以遂其生，則生不畏克。助生而忘其克，則克卽爲生。雷公曰：善，克畏生而不敢克者，又若何？岐伯曰：肝木之盛由於腎水之旺也，木旺而肺氣自衰，柔金安能克剛木乎？脾胃土盛由於心火之旺也，土旺而肝氣自弱，僵木能克焦土乎？腎水之盛由肺金之旺也，水旺而脾土自微，淺土能克湍水乎？心火之盛由於肝木之旺也，火旺而腎氣必虛，勻水能克烈火乎？肺金之盛由於脾土之旺也，金盛而心氣自怯，寒火能克頑金乎？雷公曰：何法以制之？岐伯曰：救其生不必制其克，則弱多爲強。因其克反更培其生，則衰轉爲盛。雷公曰：善。

【譯文】雷公向岐伯請問道：我讀《內經》，其中對五行的記載很詳細，五行的奧旨都詳盡了嗎？岐伯說：五行的意旨，哪裏容易窮盡呢？雷公說：為甚麼不詳盡的解說呢？岐伯說：從天談論？從地談論？還是從人談論呢？雷公說：請解說人身的五行。岐伯說：心、肝、脾、肺、腎配火、木、土、金、水，不正是人身的五行嗎？雷公說：請解說其中的變化。岐伯說：其中的變化又怎麼能詳盡呢，試着說說其中的生克規律。生克的變化，生中有克，克中有生。生不全生，克不全克，生畏克而不敢生，克畏生而不敢克。雷公說：怎樣能認識生中之克呢？岐伯說：腎水生肝木，腎中沒有水，水乾涸而火就會升騰了，肝木被焚燒，腎怎麼生肝呢？肝木生心火，肝中沒有水，水乾燥而木就會焦枯了，心火沒有煙，肝怎麼能生木呢？心是君火，包絡是相火，君相二火沒有水就會自行上炎，土得不到火的生髮，反而會受到火的危害。脾土生肺金，土中沒有水，乾土怎麼能生發萬物呢，熔化了金石，不能生發金反而克制金了。肺金生腎水，金中沒有水，死金怎麼能生出泉水呢。丹爐崩塌、砂汞飛走，不能生髮水反而會克制水了。因此，五行多水就不能生髮，五行沒有水也不能生髮。雷公問：怎麼認識克中之生呢？岐伯說：肝木克脾土，土得到木的疏通，那麼土就有生氣了。脾土克腎水，水得到土的畜積，那麼土就有生髮的基礎了。腎水克心火，火得到水的相濟，那麼火就有神光了。心火克肺金，然而肺金必須得到心火的煅煉才能成器。肺金克肝木，然而肝木必須得肺金的斫削才能成才，這不都是以克為生嗎？雷公說：請解說生不全生。岐伯碩：生不全生，專指的是腎水，各個臟腑都是取資於腎水，心得腎水就會神明煥發，脾得腎水就能輸布精微，肺得腎水就會清肅下行，肝得腎水才能謀慮決斷，七腑也無不得腎水而輸布運化。然而取資越多的，給予的必然越少，親近於此，必然疏遠於彼，厚待於上，必然刻薄於下，這就是生發難以顧全的原因。雷公說：請解說克不全克。岐伯說：克不全克，專指的是腎火，腎火容易竄動難以安靜，容易逆行難以平順，容易上逆難以下行，所以一動則沒有不動的了，一逆則沒有不逆了，一上則沒有不上的了。升騰於心就會躁煩，進入於脾就會乾涸了，升於肺就會喘嗽了，流進肝就會焚燒了，衝擊於七腑就會燥渴了。然而腎火是雷火，也是龍火，龍雷之火的稟性雖然猛烈，然而聚集時力量就會專一，分開氣勢就會渙散，沒有火不能克制，反而也沒有能被火完全克制的了。雷公問：生發畏懼克制而不敢生發，是怎樣的呢？岐伯說：肝木生發心火，而肺金過於旺盛，肝木畏懼肺金的克制，不敢生發心火，心氣就會轉弱，肺金克制肝木。心火生發胃土，而腎火過於旺盛，不敢生發胃土，胃氣就會更虛，腎水上侵胃土。心包之火生發脾土，而腎水過於氾濫，不敢生發脾土，脾氣就會受困，腎水欺侮脾土。脾胃之土生發肺金，而肝木過剛，脾胃之土畏懼肝木，不敢生發肺金，肺氣就會更加虛損，肝木反侮脾胃之土。肺金生發腎水，而心火過炎，肺金畏懼心火克制，不敢生發腎水，腎氣就會更加枯竭，心火刑克肺金。腎水生發肝木，而脾胃過燥，腎水畏懼脾胃之土，不敢生發肝木，肝氣就會更加凋零，脾胃之土克制腎水。雷公問：用甚麼方法制伏呢？岐伯說：制伏克制以順遂生發，那麼生發不畏懼克制。幫助生髮而忘記克制，那麼克制就是生發了。雷公說：好，克制畏懼生發而不敢克制，又是怎麼樣的呢？岐伯說：肝木旺盛是由於腎水旺盛，木氣旺盛而肺氣自然衰微，柔金怎麼能克制剛木呢？脾胃之土旺盛是由於心火旺盛，土氣旺盛而肝氣自然衰弱，僵木能克制焦土嗎？腎水旺盛是由於肺金旺盛，水氣旺盛而脾土自然衰微，淺土能克制湍水嗎？心火旺盛是由於肝木旺盛，火氣旺盛而腎氣必然虛損，勻水能克制烈火嗎？肺金旺盛是由於脾土旺盛，金氣旺盛而心氣自然怯懦，寒火能克制頑金嗎？雷公問：用甚麼方法制約呢？岐伯說：救生不制約克制，那麼衰弱就會轉為旺盛。因循克制會增強生發，那麼衰弱就會轉為旺盛。雷公說：對。

小心眞主篇第三十九

【題解】本篇主要闡述了小心眞主的概念，說明肉團心非眞主，心下腎上之命門是小心眞主。

爲當問於岐伯曰：物之生也，生於陽。物之成也，成於陰。陽，火也；陰，水也。二者在身藏於何物乎？岐伯曰：大哉問也。

陰陽有先後天之殊也，後天之陰陽藏於各臟腑。先天之陰陽藏於命門。爲當曰：命門何物也？岐伯曰：命門者，水火之源。水者，陰中之水也；火者，陰中之火也。爲當曰：水火均屬陰，是命門藏陰不藏陽也。其藏陽又何所乎？岐伯曰：命門，藏陰即藏陽也。爲當曰：其藏陰即藏陽之義何居？岐伯曰：陰中之水者，眞水也；陰中之火者，眞火也。眞火者，眞水之所生；眞水者，眞火之所生也。水生於火者，火中有陽也，火生於水者，水中有陽也。故命門之火，謂之原氣[①]，命門之水，謂之原精[②]。精旺則體強，氣旺則形壯。命門水火實藏陰陽，所以爲十二經之主也。主者，即十二官之化源也。命門之精氣盡，則水火兩亡，陰陽間隔，眞息[③]不調，人病輒死矣。爲當曰：陰陽有偏勝，何也？岐伯曰：陰勝者，非陰盛也，命門火微也。陽勝者，非陽盛也，命門水竭也。爲當曰：陰勝在下，陽勝在上者，何也？岐伯曰：陰勝於下者，水竭其源，則陰不歸陽矣；陽勝於上者，火衰其本，則陽不歸陰矣。陽不歸陰，則火炎於上而不降；陰不歸陽，則水沉於下而不升。可見命門爲水火之府也，陰陽之宅也，精氣之根也，死生之竇[④]也。爲當曰：命門爲十二官之主，寄於何臟？岐伯曰：七節之旁中有小心，小心即命門也。爲當曰：鬲肓[⑤]之上，中有父母，非小心之謂歟？岐伯曰：鬲肓之上，中有父母者，言三焦、包絡也，非言小心也；小心在心之下，腎之中。

【註釋】①原氣：亦作「元氣」。人的精神，精氣。②原精：亦作「元精」。人體的精氣。③真息：猶真氣，出自宋代李石的《續博物志》。

④竇：孔、洞。⑤鬲肓：「鬲」通「膈」，指膈膜膏肓。

【譯文】為當向岐伯請問道：萬物的生發是通過陽氣生發；萬物的形成是通過陰氣形成。陽是火；陰是水。二者隱藏在人身中的甚麼地方呢？岐伯說：這個問題意義重大啊。陰陽有先天、後天的不同，後天的陰陽隱藏在各個臟腑，先天的陰陽隱藏在命門。為當問：命門是甚麼呢？岐伯說：命門，是水火的本源。水指的是陰中之水；火指的是陰中之火。為當說：水火都屬於陰，那麼命門就是藏陰不藏陽了，藏陽又藏在甚麼地方呢？岐伯說：命門藏陰也就是在藏陽。為當問：命門藏陰就是藏陽的含義在哪裏呢？岐伯說：陰中之水是真水；陰中之火是真火。真火是由真水所生；真水是由真火所生。從火中生出的水，火中有陽，從水中生出的火，水中有陽。所以命門之火，稱為原氣，命門之水，稱為原精。原精旺盛那麼身體就會強健，原氣旺盛那麼身形就會強壯。命門中的水火其實藏有陰陽，這就是命門成為十二經主宰的原因。主宰，就是十二官化生的源頭。命門的精氣耗盡，水火就會消亡，陰陽間隔，真氣不調，人就會患病死亡了。為當問：陰陽時有偏勝，為甚麼呢？岐伯說：陰勝，並不單純是陰盛，而是命門的火氣衰微。陽勝，並不是單純的陽盛，而是命門的水氣枯竭。為當問：陰勝在下，陽勝在上，會怎麼樣呢？岐伯說：陰勝於下，水生發的源泉就會枯竭，那麼陰精就不能歸屬於陽氣了；陽勝於上，火生化的源頭就會衰弱，那麼陽氣就不能歸屬於陰精了。陽不歸陰，就會導致火炎於上而不能下降；陰不歸陽，就會導致水沉於下而不能上升。由此可見命門是水火的府第，陰陽的住所，精氣的根本，死生的門戶。為當問：命門是十二官的主宰，依附在哪個臟腑呢？岐伯說：七節的旁邊，其中有小心，小心就是命門。為當說：鬲肓之上，其中有父母，不就是小心的稱謂嗎？岐伯說：鬲肓之上，其中有父母，指的是三焦、包絡，不是指小心；小心的位置在心之下，腎之中。

水不克火篇第四十

【題解】本篇主要討論了水火之間的關係，深入闡述了水火之間先天後天、有形無形之分，以及水火對人身體的影響。

大封司馬[①]問於岐伯曰：水克火者也，人有飲水而火不解者，豈火不能制水乎？岐伯曰：人生於火，養於水。水養火者，先天之眞水也。水克火者，後天之邪水也。飲水而火熱不解者，外水不能救內火也。大封司馬曰：余終不解其義，幸明示之。岐伯曰：天開於子[②]，地闢於丑[③]，人生於寅[④]，寅實有火也。天地以陽氣爲生，以陰氣爲殺。陽卽火，陰卽水也。然而火不同，有形之火，離火也；無形之火，乾火也。有形之火，水之所克；無形之火，水之所生。飲水而火不解者，無形之火得有形之水而不相入也。豈惟不能解，且有激之而火熾者。大封司馬曰：然則水不可飲乎？岐伯曰：水可少飲以解燥，不可暢飲以解氛。大封司馬曰：此何故乎？岐伯曰：無形之火旺，則有形之火微。無形之火衰，則有形之火盛。火得水反熾，必多飲水也，水多則無形之火因之益微矣。無形之火微，而有形之火愈增酷烈之勢，此外水之所以不能救內火，非水之不克火也。大封司馬曰：何以治之？岐伯曰：補先天無形之水，則無形之火自息矣，不可見其火熱飲水不解，勸多飲以速亡也。

【註釋】①大封司馬：舊官名，指的是古代的司馬，相當於現代主管交通的官員。②天開於子：清劉獻《廣陽雜記》引李長卿《松霞館在贅言》：子何以屬鼠也？曰：天開於子，不耗則其氣不開。鼠，耗蟲也。於是夜尚未央，正鼠得令之候，故子屬鼠。天為陽，陽初始於子時，故說「天開於子」。③地闢於丑：地闢於丑，而牛則開地之物也，故丑屬牛。④人生於寅：人生於寅，有生則有殺。老子謂：冬至子之半，天心無改移，一陽出動處，萬物未生時。此時天開於子，地闢於丑，至寅時三陽交泰，天地交萬物皆生。

【譯文】大封司馬向岐伯請問道：水是克制火的，人有飲水後但火熱不能解除的，這豈不是水不能克制火嗎？岐伯說：人生於火，養於水。水養火，是先天的真水。水克火，是後天的邪水。飲水但火熱不能解除，是因為外水不能解救內火。大封司馬說：我始終不能明白其中的義理，希望您明白的告知。岐伯說：天的形成開始於子時，地的開闢在丑時，人的生成在寅時，寅其實包含有火氣。天地以陽氣為萌生，以陰氣為肅殺。陽就是火，陰就是水。然而火有不同的存在形式，有形之火是離火；無形之火是乾火。有形之火，水能克制；無形之火，由水生髮。飲水但火熱不能解除，是由於無形之火雖然獲得有形之水，但是不相融合。不但不能解除火熱，反而會激發火性導致火熱更加熾烈。大封司馬問：既然如此，那麼水不可以飲用嗎？岐伯說：水可以少量飲用以緩解燥渴，不可以大量飲用以解除火熱。大封司馬問：這是甚麼緣故呢？岐伯說：無形之火旺盛，那麼有形之火就會衰微。無形之火衰微，那麼有形之火就會旺盛。火得水反而熾熱，必然會多飲水，水多那麼無形之火就會更加衰微了。無形之火衰微，那麼有形之火會越來越增加酷烈之勢，這是外水不能救內火的原因，並不是水不能克制火。大封司馬問：怎麼治療呢？岐伯說：補益先天的無形之水，那麼無形之火自然就會熄滅了，不能看到火熱飲水不能解除，而勸病人多飲水，以致加速病人的死亡。

三關升降篇第四十一

【題解】本篇主要闡述了河車三關的概念與位置，三關的功能與升降運行，同時探討了先天後天之氣之間的關係及其對人體健康的影響。

巫咸[①]問曰：人身三關在何經乎？岐伯曰：三關者，河車之關也。上玉枕，中腎脊、下尾閭。巫咸曰：三關何故關人生死乎？岐伯曰：關人生死，故名曰關。巫咸曰：請問生死之義。岐伯曰：命門者，水中火也，水火之中實藏先天之氣，脾胃之氣後天之氣也。先天之氣不交於後天，則先天之氣不長；後天之氣不交於先天，則後天之氣不化。二氣必晝夜交，而後生生不息也。然而後天之氣必得先天之氣，先交而後生，而先天之氣必由下而上升，降諸脾胃，以分散於各臟腑。三關者，先天之氣所行之徑道也。氣旺則升降無礙，氣衰則阻，阻則人病矣。巫咸曰：氣衰安旺乎？岐伯曰：助命門之火，益腎陰之水，則氣自旺矣。巫咸曰：善。

【註釋】①巫咸：古代傳說人名，黃帝時的神巫。

【譯文】巫咸問：人身的三關在哪條經脈呢？岐伯說：三關指的是河車的三關：上關是玉枕，中關是腎脊、下關是尾閭。巫咸問：三關為甚麼會關係到人的生死呢？岐伯說：關係到人的生死，所以叫作關。巫咸說：請問生死的含義。岐伯說：命門是水中的火，水火之中其實貯藏着先天之氣，脾胃之氣是後天之氣。先天之氣不與後天之氣相交，那麼先天之氣就不會生長；後天之氣不與先天之氣相交，那麼後天之氣就不會變化。先天、後天二氣必須晝夜相交，然後才能生生不息。然而後天之氣必須先得到先天之氣相交後才能生發，而先天之氣必須由下而上升，再下降到脾胃，將原氣分散到各個臟腑。三關是先天之氣通行的路徑。氣旺盛升降就沒有障礙，氣衰弱升降就會受阻，升降受阻那麼人就會生病。巫咸問：氣衰弱怎麼使之旺盛呢？岐伯說：助長命門之火，補益腎陰之水，氣自然就會旺盛了。巫咸說：好。

表微篇第四十二

【題解】本篇主要闡述了陰陽之氣結聚、剛柔失和的概念，與臟腑、經脈之間的關係。

奚仲[1]問於岐伯曰：天師《陰陽別論》中有陰結、陽結之言。結在臟乎？抑結在腑乎？岐伯曰：合臟腑言之也。奚仲曰：臟陰腑陽，陰結在臟，陽結在腑乎？岐伯曰：陰結陽結者，言陰陽之氣結也。合臟腑言之，非陽結而陰不結，陰結而陽不結也。陰陽之道，彼此相根，獨陽不結，獨陰亦不結也。奚仲曰：《陰陽別論》中，又有剛與剛之言。言臟乎？言腑乎？岐伯曰：專言臟腑也，陽陰氣不和，臟腑有過剛之失，兩剛相遇，陽過旺陰不相接也。奚仲曰：臟之剛乎？抑腑之剛乎？岐伯曰：臟剛傳腑，則剛在臟也。腑剛傳臟，則剛在腑也。奚仲曰：《陰陽別論》中又有陰搏、陽搏之言，亦言臟腑乎？岐伯曰：陰搏、陽搏者言十二經之脈，非言臟腑也。雖然十二臟腑之陰陽不和，而後十二經脈始現陰陽之搏，否則搏之象不現於脈也。然則陰搏、陽搏言脈而即言臟腑也。奚仲曰：善。

【註釋】①奚仲：夏朝時期傳說中造車人物。任姓，黃帝之後。夏代為車正（亦稱「車服大夫」），居於薛（今山東滕州東南），後遷於邳（今山東微山西北）。《滕縣志》記載：「當夏禹之時封為薛，為禹掌車服大夫。奚仲生吉光，吉光是始以木為車。以木為車蓋仍纘車正舊職，故後人亦稱奚仲造車。」

【譯文】奚仲向岐伯請問道：天師在《陰陽別論》中有陰結、陽結的記載。是結在臟呢？抑或是結在腑呢？岐伯說：是結合臟腑談論的。奚仲說：臟屬陰，腑屬陽，陰結在臟，陽結在腑嗎？岐伯說：陰結陽結，指的是陰陽的氣結。結合臟腑談論的，不是只有陽氣鬱結而陰氣不鬱結，也不是只有陰氣鬱結而陽氣不鬱結。陰陽之道，是彼此依存、相互為根的，單獨的陽氣鬱結不會致病，單獨的陰氣鬱結也不會致病。奚仲問：《陰陽別論》中，又有剛與剛的記載。是說臟呢？還是說腑呢？岐伯說：是專門討論臟腑的，陽陰氣不調和，臟腑就會有過剛之失，兩剛相遇，就會出現陽過旺而陰不相接的情況。奚仲問：是臟之剛呢？抑或是腑之剛呢？岐伯說：臟剛傳給腑，就是剛在臟。腑剛傳給臟，就是剛在腑。奚仲問：《陰陽別論》中又有陰搏、陽搏的記載，也是談論臟腑嗎？岐伯說：陰搏、陽搏指的是十二經之脈，不是談論臟腑。雖然十二臟腑的陰陽不和，而後十二經脈才會出現現陰陽的特殊動態，否則搏象不會出現脈象上。既然如此，那麼陰搏、陽搏指的就是脈象也就是指的臟腑了。奚仲說：對。

呼吸篇第四十三

【題解】本篇主要闡述了呼吸的陰陽屬性，與天地自然的相應關係，同時強調了通過調節呼吸來達到養生修眞的目的。

雷公問於岐伯曰：人氣之呼吸應天地之呼吸乎？岐伯曰：天地人同之。雷公曰：心肺主呼，腎肝主吸，是呼出乃心肺也，吸入乃腎肝也。何有時呼出不屬心肺而屬腎肝，吸入不屬腎肝而屬心肺乎？岐伯曰：一呼不再呼，一吸不再吸，故呼中有吸，吸中有呼也。雷公曰：請悉言之。岐伯曰：呼出者，陽氣之出也。吸入者，陰氣之入也。故呼應天，而吸應地。呼不再呼，呼中有吸也。吸不再吸，吸中有呼也。故呼應天而亦應地，吸應地而亦應天。所以呼出心也、肺也，從天言之也；吸入腎也、肝也，從地言之也。呼出腎也、肝也，從地言之也；吸入心也、肺也，從天言之也。蓋獨陽不生，呼中有吸者，陽中有陰也；獨陰不長，吸中有呼者，陰中有陽也。天之氣不降則地之氣不升。地之氣不升則天之氣不降。天之氣下降者，卽天之氣呼出也。地之氣上升者，卽地之氣吸入也。故呼出心肺，陽氣也，而腎肝陰氣輒隨陽而俱出矣。吸入腎肝，陰氣也，而心肺陽氣輒隨陰而俱入矣。所以陰陽之氣雖有呼吸，而陰陽之根無間隔也，呼吸之間雖有出入，而陰陽之本無兩歧也。雷公曰：善。

【譯文】雷公向岐伯請問道：人身氣的呼吸對應天地的呼吸嗎？岐伯說：天地人是一樣的。雷公說：心肺主呼氣，腎肝主吸氣，呼出是由心肺主導，吸入由腎肝主導。為甚麼有時呼出不歸屬心肺而屬於腎肝，吸入不歸屬腎肝而屬於心肺呢？岐伯說：一次呼出之後不能再呼出，一次吸入後不能再吸入，所以呼中有吸，吸中有呼。雷公說：請詳細解說。岐伯說：呼出的是呼出陽氣。吸入的是吸入陰氣。所以呼出對應天，而吸入對應地。呼出後不能再呼出，是呼出中包含有吸入。吸入後能不再吸入，是吸入中包含有呼出。所以呼出對應天也能對應地，吸入對應地也能對應天。呼出屬於心、肺的原因，是從天來論述的；吸入屬於腎、肝的原因，是從地來論述的。呼出屬於腎、肝，是從地來論述的；吸入屬於心、肺，是從天來論述的。因為孤獨的陽氣不能生髮，呼出中含有吸入，是陽中有陰；孤獨的陰氣不能生長，吸入中含有呼出，是陰中有陽。天陽之氣不能下降那麼地陰之氣就不能上升。地陰之氣不上升那麼天陽之氣就不能下降。天陽之氣下降，就是呼出天陽之氣。地陰之氣上升，就是吸入地陰之氣。所以呼出心肺的陽氣，而腎肝的陰氣就隨着陽氣而一起呼出了。吸入腎肝的陰氣，而心肺的陽氣就隨着陰氣一起吸入了。所以陰陽之氣雖然有呼吸，然而陰陽的根本沒有間隔，呼吸之間雖然有出入，然而陰陽的本源沒有兩途。雷公說：好。

脈動篇第四十四

【題解】本篇主要闡述了十二經脈的脈動規律，手太陰肺經、足陽明胃經、足少陰腎經三經脈動的特殊性，邪氣對脈動的影響，補充《黃帝內經》之遺。

雷公問於岐伯曰：手太陰肺、足陽明胃、足少陰腎三經之脈，常動不休者何也？岐伯曰：脈之常動不休者，不止肺、胃、腎也。雷公曰：何以見之？岐伯曰：四末陰陽之會者，氣之大絡也。四街[①]者，氣之曲徑也。周流一身，晝夜環轉，氣無一息之止，脈無一晷之停也。肺、胃、腎脈獨動者，勝於各臟腑耳，非三經之氣獨動不休也。夫氣之在脈也，邪氣中之也，有清氣中之，有濁氣中之。邪氣中之也，清氣中在上，濁氣中在下，此皆客氣[②]也。見於脈中，決於氣口[③]。氣口虛，補而實之，氣口盛，瀉而洩之。雷公曰：十二經動脈之穴可悉舉之乎？岐伯曰：手厥陰心包經，動脈在手之勞宮也。手太陰肺經，動脈在手之大淵也。手少陰心經，動脈在手之陰郄也。足太陰脾經，動脈在腹衝門也。足厥陰肝經，動脈在足之太衝也。足少陰腎經，動脈在足之太溪也。手少陽三焦經，動脈在面之和髎也。手太陽小腸經，動脈在項之天窗也。手陽明大腸經，動脈在手之陽溪也。足太陽膀胱經，動脈在足之委中也。足少陽膽經，動脈在足之懸鐘也。足陽明胃經，動脈在足之衝陽也。各經時動時止，不若胃爲六腑之原，肺爲五臟之主，腎爲十二經之海，各常動不休也。

【註釋】①四街：《靈樞·動輸》：「四街者，氣之徑路也。」《靈樞·衛氣》：「頭氣有街，胸氣有街，腹氣有街，脛氣有街。」②客氣：侵害人體的邪氣。③氣口：切（按）脈的部位。（1）即寸口。因寸口可以候氣之盛衰，故稱。見《素問·五藏別論》唐王冰注。（2）右手寸部脈。左為人迎，右為氣口（見晉王叔和《脈經》）。

【譯文】雷公向岐伯請問道：手太陰肺經、足陽明胃經、足少陰腎經三條經脈，經常跳動不停止，為甚麼呢？岐伯說：脈搏經常跳動不停止的，不止肺、胃、腎三條經脈。雷公問：怎麼可以見到呢？岐伯說：四肢末節陰陽二氣交會，是元氣接續的地方。頭、胸、腹、脛四處氣街，是元氣運行的路徑。周身流行，晝夜循環輪轉，氣沒有一刻的停止，脈沒有片刻的休歇。唯獨肺、胃、腎三條經脈的跳動，勝過各個臟腑，並不是只有三條經脈的元氣獨自跳動不停歇。氣在脈中運行，是邪氣在侵害經脈，有清氣侵害，也有濁氣侵害。邪氣侵害經脈，清氣侵害在機體上部，濁氣侵害在機體下部，這都是外來的客邪之氣。侵害呈現在脈中，決斷在氣口。氣口脈虛弱，通過補益來充實，氣口脈旺盛，通過洩瀉來削弱。雷公問：十二經動脈之穴可以都列舉出來嗎？岐伯說：手厥陰心包經，動脈在手心的勞宮穴。手太陰肺經，動脈在手腕的太淵穴。手少陰心經，動脈在手腕內側的陰郄穴。足太陰脾經，動脈在小腹部的衝門穴。足厥陰肝經，動脈在足背部的太衝穴。足少陰腎經，動脈在足內踝上的太溪穴。手少陽三焦經，動脈在面部的和髎穴。手太陽小腸經，動脈在項部的天窗穴。手陽明大腸經，動脈在手腕背部的陽溪穴。足太陽膀胱經，動脈在足膕部的委中穴。足少陽膽經，動脈在足小腿外側的懸鐘穴。足陽明胃經，動脈在足背部的衝陽穴。各條經脈有時跳動有時停止，不像陽明胃是六腑的本原，太陰肺經是五臟的主宰，少陰腎經是十二經之海，各自時常跳動不休歇。

瞳子散大篇第四十五

【題解】本篇主要闡述了瞳子（即瞳孔）散大的內在病因和外在表現，病理機制以及治療方法，補充了中醫眼科理論，推動了中醫眼科的發展。

雲師[1]問於岐伯曰：目病，瞳子散大者，何也？岐伯曰：必得之內熱多飲也。雲師曰：世人好飲亦常耳，未見瞳子皆散大也。岐伯曰：內熱者，氣血之虛也。氣血虛，則精耗矣。五臟六腑之精皆上注於目，瞳子尤精之所注也。精注瞳子而目明，精不注瞳子而目暗。今瞳子散大則視物必無準矣。雲師曰：然往往視小爲大也。岐伯曰：瞳子之係通於腦，腦熱則瞳子亦熱，熱極而瞳子散大矣。夫瞳子之精，神水也。得腦氣之熱，則水中無非火氣，火欲爆而光不收，安得不散大乎？雲師曰：何火之虐乎？

岐伯曰：必飲火酒兼食辛熱之味也。火酒大熱，得辛熱之味以助之，則益熱矣。且辛之氣散，而火酒者，氣酒也，亦主散。況火酒至陽之味，陽之味必升於頭面，火熱之毒直歸於腦中矣。腦中之精，最惡散而最易散也。得火酒辛熱之氣，有隨入隨散者，腦氣既散於中，而瞳子散大應於外矣。彼氣血未虛者，腦氣尚不至盡散也，故瞳子亦無散大之象，然目則未有不昏者也。雲師曰：善。

【註釋】①雲師：黃帝時各部長官均以雲為名號，稱為「雲師」。

【譯文】雲師向岐伯請問道：眼睛患病，瞳子散大，是為甚麼呢？岐伯說：必然是體內有熱，又多飲酒的緣故。雲師說：世人好飲酒也是常事，沒有見過瞳子都散大的。岐伯說：體內有熱，是氣血虛弱。氣血虛弱，那麼精氣就會消耗。五臟六腑的精氣都向上貫注於目，瞳子尤其是精氣貫注的地方。精氣貫注瞳子雙目就會明亮，精氣不貫注瞳子雙目就會昏蒙。如今瞳子散大那麼視物必然不會清晰了。雲師說：然而往往會視小為大。岐伯說：瞳子與大腦連繫相通，大腦發熱那麼瞳子也會發熱，熱到了極點瞳子就散大了。瞳子的精氣，是神水。感受腦部的熱氣，那麼水中無一不是火氣，火勢想爆發而目光不能收斂，怎麼能不散大呢？雲師問：為甚麼火會肆虐呢？岐伯說：必然是飲了火酒兼食用了辛熱之味。火酒性大熱，又得辛熱之味助熱，就更加熱了。況且辛味氣散，而火酒，是氣酒，也主發散。況且火酒屬於至陽的食物，陽性的食物必然會上升到頭面部，火熱的毒氣直接進入腦中了。腦中的精氣，最厭惡發散而且最容易發散。感受火酒的辛熱之氣，有一邊進入一邊發散的，腦氣已然發 散在內，那麼瞳子就會散大而相應在外了。那些氣血沒有虛弱的人，腦氣還不至於完全發散，所以瞳子也沒有散大的徵象，然而雙目沒有不昏蒙的。雲師說：好。

卷 六

診原篇第四十六

【題解】本篇主要闡述了切診原穴的方法與原理，強調了切診原穴在中醫診斷中的重要性，與切脈相比，切診原穴簡明易識。

雷公問於岐伯曰：五臟六腑各有原穴[①]，診之可以知病，何也？岐伯曰：診脈不若診原也。雷公曰：何謂也？岐伯曰：原者，脈氣之所注也。切脈之法，繁而難知，切腧之法，約而易識。雷公曰：請言切腧之法。岐伯曰：切腧之法，不外陰陽。氣來清者，陽也。氣來濁者，陰也。氣來浮者，陽也。氣來沉者，陰也，浮而無者，陽將絕也。沉而無者，陰將絕也。浮而清者，陽氣之生也。沉而清者，陰氣之生也。浮而濁者，陰血之長也。浮而清者，陽血之長也。以此診腧，則生死淺深如見矣。

【註釋】①原穴：針灸穴位分類名，見《靈樞·本輸》。臟腑原氣行經和留止於四肢部的穴位。十二經脈各有一原穴，多位於腕（或踝）關節部，即：太淵（手太陰）、合谷（手陽明）、衝陽（足陽明）、太白（足太陰）、神門（手少陰）、腕骨（手太陽）、京骨（足太陽）、太溪（足少陰）、大陵（手厥陰）、陽池（手少陽）、丘墟（足少陽）、太衝（足厥陰）。陰經原穴實為五腧穴中的輸穴，陽經則在輸穴之後另有原穴。某一臟腑經脈之氣與該脈所屬的原穴有特定聯繫。

【譯文】雷公向岐伯請問道：五臟六腑各個臟腑都有原穴，診斷原穴可以知道病情，為甚麼呢？岐伯說：診脈比不上診按原穴。雷公問：怎麼說呢？岐伯說：原穴，是脈氣貫注的地方。切脈的方法繁瑣又難知，診切腧穴的方法簡約又易知。雷公說：請解說診切腧穴的方法。岐伯說：診切腧穴的方法，不外乎陰陽。氣來清的屬於陽。氣來濁的屬於陰。氣來浮的屬於陽。氣來沉的屬於陰，浮取無脈的，是陽氣將要離絕了。沉取無脈的，是陰氣將要離絕了。浮取清的，是陽氣發生。沉取清的，是陰氣發生。浮取濁的，是陰血生長。浮取清的，是陽血生長。用這種方法診切腧穴，那麼人的生死、病情的淺深，就如同親眼見到一樣了。

精氣引血篇第四十七

【題解】本篇主要闡述了九竅出血的病機與治則，探討了精氣與血液之間的關係，以及通過補益精氣以引導血液歸經，從而達到治療九竅出血等血症的目的。

力牧[①]問於岐伯曰：九竅[②]出血，何也？岐伯曰：血不歸經[③]耳。力牧曰：病可療乎？岐伯曰：療非難也，引其血之歸經，則瘥矣。力牧曰：九竅出血，臟腑之血皆出矣。難療而曰易療者，何也？岐伯曰：血失一經者重，血失衆經者輕。失一經者，傷臟腑也。失衆經者，傷經絡也。力牧曰：血已出矣，何引而歸之？岐伯曰：補氣以引之，補精以引之也。力牧曰：氣虛則血難攝，補氣攝血則余已知之矣，補精引血余實未知也。岐伯曰：血之妄行，由腎火之亂動也。腎火亂動，由腎水之大衰也。血得腎火而有所歸，亦必得腎水以濟之也。夫腎水、腎火如夫婦之不可離也。腎水旺而腎火自歸。腎火安，而各經之血自息。猶婦在家而招其夫，夫既歸宅，外侮輒散，此補精之能引血也。力牧曰：兼治之乎？抑單治之乎？岐伯曰：先補氣後補精。氣虛不能攝血，血攝而精可生也。精虛不能藏血，血藏而氣益旺也，故補氣必須補精耳。力牧曰：善，雖然血之妄出，疑火之祟耳。不清火而補氣，毋乃助火乎？岐伯曰：血至九竅之出，是火盡外洩矣，熱變爲寒，烏可再洩火乎？清火則血愈多矣。力牧曰：善。

【註釋】①力牧：傳說為黃帝之臣，黃帝夢人執千鈞之弩，驅羊數萬群，寤而嘆曰：「夫千鈞之弩，異力能遠者也；驅羊數萬群，是能牧民為善者也。天下豈有姓力名牧者哉？」於是依占而求之，得力牧於大澤，用以為將。事見晉皇甫謐《帝王世紀》。②九竅：指人體的兩眼、兩耳、兩鼻孔、口、前陰尿道和後陰肛門。典出《素問·生氣通天論》：「天地之間，六合之內，其氣九州、九竅、五藏、十二節，皆通乎天氣。」③血不歸經：指血液不循經脈運行而溢於外的病理現象。臨床多見於因氣虛、氣逆、血瘀、火熱等原因引起的吐血、便血、尿血及瘀斑等症。

【譯文】力牧向岐伯請問道：九竅會出血，為甚麼呢？岐伯說：因為血不在經脈內運行。力牧問：這種病可以治療嗎？岐伯說：治療並不難，引導血液在經脈內循行，病就痊愈了。力牧說：九竅出血，臟腑的血液都出來了。原本難以治療反而說容易治療，為甚麼呢？岐伯說：血液流失在一條經脈的病情嚴重，血液流失在多條經脈的病情輕微。一條經脈失血，傷及的是臟腑。多條經脈失血，傷及的是經絡。力牧說：血液已經溢出了，如何引導血液歸經呢？岐伯說：補氣來引導，也可以通過補精來引導。力牧說：氣虛就會導致難以攝血，補氣攝血，我已經知道了，補益陰精引導血液歸經，我實在是不知道。岐伯說：血液不按照一定的方向流動，是由於腎火的亂動。腎火亂動，是由於腎水大衰。血液得到腎火而有所歸經，也必須得到腎水的相濟。腎水、腎火猶如夫婦不可分離。腎水旺盛那麼腎火自然會歸來。腎火安息，那麼各條經脈的血液自然會安息。猶如婦人在家招贅夫婿，丈夫已經回家，外來的欺侮就會消散了，這就是補益陰精能引血歸經的緣故。力牧問：是採用兼治的方法呢？抑或是採用單治的方法？岐伯說：先補氣後補精。就會導致氣虛不能攝血，血液收攝那麼陰精就可以生發了。陰精虛弱不能貯藏血液，血液貯藏那麼氣就會更加旺盛了，山藥補氣必須補精。力牧說：好，雖然血液在經脈中不循常道，估計是火氣在作祟。不清涼祛火而補氣，恐怕會助長火氣吧？岐伯說：血液從九竅流出，是火氣完全向外洩出了，熱變為寒，怎麼可以再洩火呢？清涼祛火那麼血液妄行之症就會痊愈了。力牧說：對。

天人一氣篇第四十八

【題解】本篇主要闡述了天時的轉移與人氣的變動之間存在的內在聯繫：天人同氣，人氣隨天變，非常人之氣，揭示了自然界與人類生命之間的相互依存關係。

大撓[①]問於岐伯曰：天有轉移，人氣隨天而轉移，其故何也？岐伯曰：天之轉移，陰陽之氣也，人之氣亦陰陽之氣也，安得不隨天氣爲轉移乎？大撓曰：天之氣分春夏秋冬，人之氣惡能分四序哉？天之氣配日月支干[②]，人之氣惡能配兩曜[③]、一旬[④]、十二時哉？岐伯曰：公泥於甲子以論天也。天不可測，而可測。人亦不可測，而可測也。天之氣有春夏秋冬，人之氣有喜怒哀樂，未嘗無四序也。天之氣有日月，人之氣有水火，未嘗無兩曜也。天之氣有甲、乙、丙、丁、戊、己、庚、辛、壬、癸，人之氣有陽蹺、陰蹺、帶、衝、任、督、陽維、陰維、命門、胞絡，未嘗無一旬也。天之氣有子、丑、寅、卯、辰、巳、午、未、申、酉、戌、亥，人之氣有心、肝、脾、肺、腎、心包、膽、胃、膀胱、三焦、大小腸，未嘗無十二時也。天有氣，人卽有氣以應之，天人何殊乎？大撓曰：天之氣萬古如斯，人之氣何故多變動乎？岐伯曰：

人氣之變動，因乎人，亦因乎天也，春宜溫而寒，則春行冬令矣。春宜溫而熱，則春行夏令矣。春宜溫而涼，則春行秋令矣。夏宜熱而溫，則夏行春令也。夏宜熱而涼，則夏行秋令也。夏宜熱而寒，則夏行冬令也。秋宜涼而熱，非秋行夏令乎？秋宜涼而溫，非秋行春令乎？秋宜涼而寒，非秋行冬令乎？冬宜寒而溫，是冬行春令矣。冬宜寒而熱，是冬行夏令矣。冬宜寒而涼，是冬行秋令矣。倒行逆施，在天既變動若此，欲人臟腑中不隨天變動，必不得之數矣。大撓曰：天氣變動，人氣隨天而轉移，宜盡人皆如是矣。何以有變，有不變也？岐伯曰：人氣隨天而變者，常也。人氣不隨天而變者，非常也。大撓曰：人氣不隨天氣而變，此正人守其常也。天師謂非常者，予不得其旨，請言其變。岐伯曰：宜變而不變，常也。而余謂非常者，以其異於常人也。斯人也，必平日固守元陽⑤，未喪其眞陰⑥者也。陰陽不調，隨天氣之變動，彼自行其陰陽之正令，故能不變耳。大撓曰：彼變動者，何以治之？岐伯曰：有餘者瀉之，不足者補之，鬱則達之，熱則寒之，寒則溫之，如此而已。

【註釋】①大撓：亦作「大橈」，傳說為黃帝史官，《五行大義》稱其始作甲子，以天干地支相配而紀日。②支干：支：地支，干：天干，是天干和地支的合稱。十干的「甲、丙、戊、庚、壬」和十二支的「子、寅、辰、午、申、戌」相配，十干的「乙、丁、己、辛、癸」和十二支的『丑、卯、巳、未、酉、亥」相配，共配成六十組，用來表示年、月、日的次序，周而復始，循環使用。干支最初用來紀日，後來多用來紀年月。③曜：日、月、星均稱「曜」，日、月、火、水、木、金、土七個星合稱「七曜」。④旬：十日。古代天干紀日，每十日周而復始，稱一旬。⑤元陽：亦稱「真陽」、「腎陽」、「命門之火」。指腎臟的陽氣。有溫養臟腑、推動臟腑的生理活動、促進生殖發育等作用，為人體陽氣的根本。與腎陰相互依存，兩者結合，以維持人體的生理功能和生命活動。⑥真陰：亦稱「元陰」、「腎陰」、「腎水」。指腎臟的陰精。有滋養臟腑的作用，為人體陰液的根本。

【譯文】大撓向岐伯請問道：天時有轉移，人身之氣會隨着天時而轉移，其中的緣故是甚麼呢？岐伯說：天時的轉移，就是陰陽之氣的轉移，人身之氣也就是陰陽之氣，怎麼會不隨着天時之氣作為轉移呢？大撓說：天時之氣分為春夏秋冬，人身之氣怎麼能分四序呢？天時之氣配日月支干，人身之氣怎麼能配日月、一旬、十二時辰呢？岐伯說：你這是拘泥於甲子來談論天時。天時不可預測，又可以預測。人也不可預測，也有可以預測。天時之氣有春夏秋冬，人身之氣有喜怒哀樂，未嘗沒有四序。天時之氣有日月，人身之氣有水火，未嘗沒有日月。天時之氣有甲、乙、丙、丁、戊、己、庚、辛、壬、癸，人身之氣有陽蹺、陰蹺、帶、衝、任、督、陽維、陰維、命門、胞絡，未嘗沒有一旬。天時之氣有子、丑、寅、卯、辰、巳、午、未、申、酉、戌、亥，人身之氣有心、肝、脾、肺、腎、心包、膽、胃、膀胱、三焦、大小腸，未嘗麥芽十二時辰。天時有氣，人身就有氣與天對應，天人有甚麼不同呢？大撓問：天時之氣千萬年來都是如此，人身之氣為甚麼多有變動呢？岐伯說：人身之氣的變動，有人的原因，也有天的原因，春季應該溫暖反而寒冷，就是春季行冬令了。春季應該溫暖反而炎熱，就是春季行夏令了。春季應該溫暖反而涼爽，就是春季行秋令了。夏季應該炎熱反而溫暖，就是夏季行春令了。夏季應該炎熱反而涼爽，就是夏季行秋令了。夏季應該炎熱反而寒冷，就是夏季行冬令了。秋季應該涼爽反而炎熱，不是秋季行夏令嗎？秋季應該涼爽反而溫暖，不是秋季行春令嗎？秋季應該涼爽反而寒冷，不是秋季行冬令嗎？冬季應該寒冷反而溫暖，這是冬季行春令了。冬季應該寒冷反而炎熱，這是冬季行夏令了。冬季應該寒冷反而涼爽，這是冬季行秋令了。倒行逆施，在天已然如此變動，想要人的臟腑不隨着天時變動，必然是不可能的了。大撓說：天時之氣變動，人身之氣隨着天時而轉移，應該是所有的人都是如此。為甚麼有人變動，有人不變動呢？岐伯說：人身之氣隨着天時而變化，是正常的。人身之氣不隨着天時而變化，是不正常的。大撓說：人身之氣不隨着天時之氣而變化，這正是人遵循正常的規律。天師說是不正常的，我不能明白其中的要旨，請解說其中的變化。岐伯說：應該變化卻沒有變化，是正常的。而我卻說是不正常的，是因為與正常人存在差異。這樣的人，必定是平日固守體內的元陽，沒有喪失其中的真陰。陰陽不凋，隨天時之氣的變動，他們自己遵循陰陽的正令，所以可以不變化。大撓問：那些變動的人，怎麼治療呢？岐伯說：有餘的人瀉出，不足的人補益，鬱閉的使之暢達，火熱的使之寒涼，寒冷的使之溫暖，這樣就可以了。

地氣合人篇第四十九

【題解】本篇主要闡述了地氣與人的生理關係，地氣合人的具體表現，地氣合人的哲學意義，體現了古人對天地人三才關係的深刻理解，以及人與自然和諧共生的思想。

大撓問曰：天人同氣，不識地氣亦同於人乎？岐伯曰：地氣之合於人氣，《素問》、《靈樞》已詳哉言之，何公又問也？大橈曰：《內經》言地氣統天氣而並論也，未嘗分言地氣。岐伯曰：三才[①]並立，天氣即合於地氣，地氣即合於人氣，原不必分言之也，大撓曰：地氣有獨合於人氣之時，請言其所以合也？岐伯曰：言其合則合，言其分則分。大撓曰：請言人之獨合於地氣。岐伯曰：地有九州[②]，人有九竅，此人之獨合於地也。大撓曰：《內經》言之矣。岐伯曰：雖言之未嘗分晰之也。大撓曰：請言其分。岐伯曰：左目合冀，右目合雍，鼻合豫，左耳合揚，右耳合兗，口合徐，臍合荊，前陰合營，後陰合幽也。大撓曰：其病何以應之？岐伯曰：冀之地氣逆，而人之左目病焉。雍之地氣逆，而人之右目病焉。豫之地氣逆，而人之鼻病焉。揚之地氣逆，而人之左耳病焉。兗之地氣逆，而人之右耳病焉。徐之地氣逆，而人之口病焉。荊之地氣逆，而人之臍病焉。營之地氣逆，而人之前陰病焉。幽之地氣逆，而人之後陰病焉。此地氣之合病氣也。大撓曰：有驗有不驗，何也？岐伯曰：驗者，人氣之漓也。不驗者，人氣之固也。固者多，漓者少，故驗者亦少。似地氣之不盡合人氣也，然而合者理也。大撓曰：既有不驗，恐非定理。岐伯曰：醫統天地人以言道，烏可缺而不全乎？寧言地氣聽其驗不驗也。大撓曰：善。

【註釋】①三才：指天、地、人。《易經・說卦》：「是以立天之道，曰陰與陽；立地之道，曰柔與剛；立人之道，曰仁與義；兼三才而兩之，故《易》六畫而成卦。」②九州：古代分中國為九州，說法不一。《尚書·禹貢》作冀、兗、青、徐、揚、荊、豫、梁、雍；《爾雅·釋地》有幽、營州而無青、梁州；《周禮·夏官·職方》有幽、並州而無徐、梁州。後以「九州」泛指天下，全中國。

【譯文】大撓請問道：天時之氣與人身之氣相同，不知道地氣是否也與人身之氣相同？岐伯說：地氣與人氣相合，《素問》、《靈樞》已經詳細的記載了，你為甚麼又會發問呢？大橈說：《內經》中記載地氣是與天氣一起討論的，沒有單獨說明地氣。岐伯說：天地人三才並立，天氣與地氣相合，地氣與人氣相合，原本就不必分開討論。大撓說：地氣有單獨與人氣相合的時候，請解說地氣與人氣相合的原因。岐伯說：說它們相合則相合，說它們分離則分離。大撓說：請解說人身之氣單獨與地氣相合。岐伯說：地有九州，人有九竅，這是人身之氣單獨與地氣相合。大撓說：《內經》已經記載了。岐伯說：雖然有記載，但是沒有詳細分析。大撓說：請解說人身之氣與地氣的分別配合。岐伯說：左目合冀州，右目合雍州，鼻子合豫州，左耳合揚州，右耳合兗州，口合徐州，肚臍合荊州，前陰合營州，後陰合幽州。大撓問：發病怎麼相應呢？岐伯說：冀州的地氣逆行，那麼人的左目就會發病。雍州的地氣逆行，那麼人的右目就會發病。豫州的地氣逆行，那麼人的鼻子就會發病。揚州的地氣逆行，那麼人的左耳就會發病。兗州的地氣逆行，那麼人的右耳就會發病。徐州的地氣逆行，那麼人的就會發病。荊州的地氣逆行，那麼人的肚臍就會發病。營州的地氣逆行，那麼人的前陰就會發病。幽州的地氣逆行，那麼人的後陰就會發病。這是地氣與病氣相合。大撓說：有應驗的，也有不應驗的，為甚麼呢？岐伯說：應驗的，是人身之氣與地氣相互滲透。不應驗的，是人身之氣固定。固定的多，滲透的少，所以應驗的也會少。似乎地氣不能與人身之氣完全相合，然而二者相合，才符合道理。大撓說：已然有不應驗的，恐怕不是定理。岐伯說：醫家統合天地人來談論醫道，怎麼可以殘缺而不周全呢？應該談論地氣，而聽任應驗或者不應驗。大撓說：對。

三才並論篇第五十

【題解】本篇主要闡述了天、地、人三才之間的相互關係及其對疾病的影響，深入剖析了五運六氣的變化規律，爲我們提供了一種全面、系統的醫學思維模式。

鬼臾區問曰：五運之會，以司六氣。六氣之變，以害五臟。是五運之陰陽，卽萬物之綱紀，變化之父母，生殺之本始也。夫子何以教區乎？岐伯曰：子言是也。臾區退而作《天元紀》各論，以廣五運六氣[①]之義。岐伯曰：臾區之言大而肆乎，雖然執臾區之論，概治五臟之病，是得一而失一也。臾區曰：何謂乎？岐伯曰：五運者，五行也。談五運卽闡五行也。然五行止有五，五運變成六，明者視六猶五也。昧者眩六爲千矣。臾區曰：弟子之言非歟？岐伯曰：子言是也。臾區曰：弟子言是，夫子有後言，請亟焚之。岐伯曰：醫道之大也，得子言大乃顯然。而醫道又微也，執子言微乃隱。余所以有後言也。雖然余之後言，正顯子言之大也。臾區曰：請悉言之。岐伯曰：五運乘陰陽而變遷，五臟因陰陽而變動。執五運以治病未必有合也，捨五運以治病未必相離也。遺五運以立言，則醫理缺其半。統五運以立言，則醫道該其全。予故稱子言之大而肆也。鬼臾區曰：請言缺半之理。岐伯曰：陰陽之氣，有盈有虛。男女之形，有強有弱，盈者，虛之兆。虛者，盈之機。蓋兩相伏也。強者弱之媒，弱者強之福。蓋兩相倚也。合天地人以治邪，不可止執五運以治邪也。合天地人以扶正，不可止執五運以扶正也。鬼臾區曰：醫道合天地人者，始無弊乎？岐伯曰：人之陰陽與天地相合也。陽極生陰，陰極生陽，未嘗異也。世疑陰多於陽，陰有群陰，陽無二陽。誰知陽有二陽乎？有陽之陽，有陰之陽，君火爲陽之陽，相火爲陰之陽，人有君火、相火而天地亦有之，始成其爲天，成其爲地也，使天地無君火，萬物何以昭蘇，天地無相火，萬物何以震動。天地之君火，日之氣也。天地之相火，雷之氣也。雷出於地而轟於天，日臨於天而照於地。蓋上下相合，人亦何獨不然。合天地人以治病則得其全，執五運以治病則缺其半矣。鬼臾區稽首而嘆曰：大哉！聖人之言乎，區無以測師矣。

【註釋】①五運六氣：簡稱「運氣」。中醫學中研究氣候變化規律及其對生命活動影響的學說。運，指木、火、土、金、水五行的運行；氣，指陰、陽、風、雨、晦、明六氣（《素問・至真要大論》以風、熱、濕、火、燥、寒為六氣。）。古代醫家據天干以定「運」，據地支以定「氣」，結合陰陽五行生克理論和六氣的流轉，推衍出甲子六十年氣候變化的周期和類型，以及它與疾病發生的關係，引導出不同年份、不同季節的防治疾病的原則和方法。氣候變化雖對人體的健康情況有一定影響，但運氣之說從年、月、日、時的更換來推算所患疾病必須聯繫實際。

【譯文】鬼臾區請問道：五運相會，以管轄六氣。六氣變化，會損害五臟。所以五運的陰陽，就是萬物的綱紀，變化的父母，生殺的本源。夫子怎麼來教導臾區呢？岐伯說：你說的對。鬼臾區退出，寫下了《天元紀》等各論，以推廣五運六氣的要義。岐伯說：鬼臾區的言論廣大而肆意，儘管如此，按照鬼臾區的論述，按照鬼臾區的論述來治療五臟之病，是得一而失一了。鬼臾區問：為甚麼這樣說呢？岐伯說：五運就是五行也。談論五運就是闡述五行。然而五行止有五，五運變成六氣，明白的人看到六氣就像看到五運一樣。蒙昧的人眩目以為六就是千了。鬼臾區說：弟子的論述不對嗎？岐伯說：你說的也對。鬼臾區說：雖然弟子的論述正確，然而夫子有後面的教導，請快把我的論述焚毀。岐伯說：醫道廣大，得到你的論述而大為彰顯。然而醫道又是細微的，按照你的論述，細微之處就隱晦了。這就是我有後面的論述的原因。儘管如此，我後面的論述，正是彰顯你論述的道理之大。鬼臾區說：請詳細的解說。岐伯說：五運隨着陰陽而變遷，五臟因為陰陽而變動。執着於五運來治病未必都會相合，捨棄五運來治病未必都會相離。遺漏五運來闡述醫道，那麼醫理就缺少了一半。綜合五運來論述醫道，那麼醫道就幣圈全面。所以我說你的論述廣大而肆意。鬼臾區說：請解說缺少的那一半醫理。岐伯說：陰陽之氣，有盈餘有虧虛。男女之形，有強壯有羸弱，盈餘是虧虛的徵兆。虧虛是盈餘的契機。兩者互相依附。強壯是羸弱的媒介，羸弱是強壯的福音。兩者相互倚重。參合天地人來治療病邪，不可以只執着於五運來治療病邪。配合天地人來扶助正氣，不可以只是執着於五運來扶助正氣。鬼臾區說：醫道參合天地人三才，才能沒有弊端嗎？岐伯說：人身的陰陽與天地相合。陽極生陰，陰極生陽，並沒有不同。世人懷疑陰多於陽，陰有群陰，陽無二陽。誰知道陽有二陽呢？有陽中之陽，有陰中之陽，君火為陽中之陽，相火為陰中之陽，人身有君火、相火而天地也有，才能成為天，成為地，假使天地沒有君火，萬物怎麼會甦醒呢？天地沒有相火，萬物怎麼能震動呢？天地的君火，是太陽之氣。天地的相火，是龍雷之氣。雷從地上發出而在天上轟鳴，太陽高懸在天上而照臨在地下。上下相合的道理，人又何嘗不是這樣呢。參合天地人來治病就是全面的理論，執着於五運來治病就缺少了一半的醫理。鬼臾區叩首而感嘆說：偉大啊！聖人的言論，我不能揣度天師了。

五運六氣離合篇第五十一

【題解】本篇主要闡述了五運六氣的概念，五運六氣的離合關係，及其對人體健康的影響。

鬼臾區問曰：五運與六氣並講，人以爲異，奈何？岐伯曰：五運非六氣，則陰陽難化。六氣非五運，則疾病不成。二者合而不離也，夫寒、暑、濕、燥、風、火，此六氣也。金、木、水、火、土，此五運也。六氣分爲六、五運分爲五，何不可者，詎知六氣可分，而五運不可分也。蓋病成於六氣，可指爲寒、暑、濕、燥、風、火，病成於五運，不可指爲金、木、水、火、土。以金病必兼水，水病必兼木，木病必兼火，火病必兼土，土病必兼金也。且有金病而木亦病，木病而土亦病，土病而水亦病，水病而火亦病，火病而金亦病也。故六氣可分門以論症，五運終難拘歲以分門。誠以六氣隨五運以為轉移，五臟因六氣為變亂，此分之不可分也。鬼臾區曰：然則何以治六氣乎？岐伯曰：五運之盛衰隨五臟之盛衰為強弱，五臟盛而六氣不能衰，五臟強而六氣不能弱。逢司天在泉[1]之年寒、暑，濕、燥、燥、風、火有病、有不病者，正五臟強而不弱也。所以五臟盛者，何畏運氣之侵哉？鬼臾區曰：善。

【註釋】①司天在泉：運氣說術語，與「在泉」相對。司，主持、掌管；天，氣候、天象。意為掌握天上的氣候變化。司天定居於客氣第三步氣位，統主上半年氣候變化的總趨向。在泉象徵在下，定居於客氣第六步氣位，值管下半年氣候變化的總趨向。古代醫家運用「司天」、「在泉」來預測每年的歲氣變化並推斷所患疾病。

【譯文】鬼臾區請問道：五運與六氣一同論述，人們認為有差異，怎麼辨呢？岐伯說：五運離開了六氣，那麼陰陽就難以變化。六氣離開了五運，那麼疾病就不能生成。二者相合而不能分離，寒、暑、濕、燥、風、火，這是六氣。金、木、水、火、土，這是五運。六氣分為六、五運分為五，為甚麼不可以呢，誰知六氣可以分開，而五運不能分開。因為由六氣引起的疾病，可以指明為寒、暑、濕、燥、風、火，由五運導致的疾病，不可以指明為金、木、水、火、土。因為金病必然兼水，水病必然兼木，木病必然兼火，火病必然兼土，土病必然兼金。而且有金病而木也發病，木病而土也發病，土病而水也發病，水病而火也發病，火病而金也發病。所以六氣可以分門別類來論述病症，五運終究難以拘定年歲來分門別類。實在是由於六氣隨着五運作為轉移，五臟隨着六氣產生變亂，這是可分又不可分的道理。鬼臾區說：既然如此，怎麼治療六氣引發的疾病呢？岐伯說：五運的盛衰隨着五臟的盛衰出現強弱，五臟盛那麼六氣就不會衰，五臟強那麼六氣就不能弱。遭逢司天、在泉的年歲，寒、暑，濕、燥、燥、風、火有的會引發疾病、有的不會引發疾病，正是由於五臟強而不弱的緣故。所以五臟旺盛的人，怎麼會畏懼五運六氣的侵害呢？鬼臾區說：對。

六氣分門篇第五十二

【題解】本篇主要闡述了六氣的概念、分門，功能與作用，特別強調了火的不同分類及其對人體健康的影響，六氣與人體健康密切相關，六氣的變化直接影響着人體的生理病理狀態。

雷公問於岐伯曰：五運六氣合而不離，統言之可也。何鬼臾區分言之多乎？岐伯曰：五運不可分，六氣不可合。雷公曰：其不可合者，何也？岐伯曰：六氣之中有暑火之異也。雷公曰：暑、火皆火也，何分乎？岐伯曰：火，不一也。暑外火，火內火也。雷公曰：等火耳。火與火相合，而相應也。奈何異視之？岐伯曰：內火之動，必得外火之引。外火之侵，必得內火之召也。似可合以立論，而終不可合。以分門者，內火與外火異也。蓋外火，君火也。內火，相火也。君火卽暑，相火卽火，暑乃陽火，火乃陰火。火性不同，烏可不區而別乎？六氣分陰陽，分三陰三陽[1]也，三陰三陽中分陽火、陰火者，分君相之二火也。五行概言火，而不分君相。六氣分言火，而各配支干。二火分配，而暑與火各司其權，各成其病矣。故必宜分言之也。臾區之說，非私言也。實聞予論，而推廣之。雷公曰：予昧矣，請示世之不知二火者。

【註釋】①三陰三陽：中醫用語，指六經中的太陰、少陰、厥陰，太陽、少陽、陽明。

【譯文】雷公向岐伯請問道：五運六氣相合而不相離，概括論述就可以了。為甚麼鬼臾區分別論述，多此一舉嗎？岐伯說：五運不可以分，六氣不可以合。雷公問：六氣不可以合，為甚麼呢？岐伯說：六氣之中存在暑火的差異。雷公問：暑、火都屬於火，怎麼區分呢？岐伯說：火的性質不一樣。暑屬於外火，火屬於內火。雷公曰：都是火。火與火相合又相應。為甚麼區別對待呢？岐伯說：內火的發動，必須得到外火的引導。外火的入侵，必須得到內火的召喚。似乎可以合起來一併論述，然而終究不可以相合。用來分門別類，內火與外火存在差異。因為外火是君火。內火是相火。君火就是暑，相火就是火，暑是陽火，火是陰火。火的性質不同，怎麼可以不區分而辨別呢？六氣分陰陽，分為三陰三陽，三陰三陽中分陽火、陰火，分的是君火、相火。五行籠統地論述火，而不區分君火、相火。六氣分別論述火，而各自配合支干。二火分配，而暑與火各自有管轄的範圍，分別引發不同的疾病。所以必須分開來論述。鬼臾區的言論，並不是私下的論述。實際上是聽了我的言論，而推廣論述的。雷公說：我愚昧了，請將這道理展示給世上不知道君火、相火的人。

六氣獨勝篇第五十三

【題解】本篇主要闡述了在不同年份、不同司天在泉的情況下，六氣獨勝的具體表現，同時詳細論述了六氣獨勝對人體健康的影響。

雍父[①]問曰：天地之氣，陰陽盡之乎？岐伯曰：陰陽足以包天地之氣也。雖然，陰陽之中，變化錯雜，未可以一言盡也。雍父曰：請言其變。岐伯曰：六氣盡之矣。雍父曰：六氣是公之已言也，請言所未言。岐伯曰：六氣之中有餘不足，勝復去留，臾區言之矣。尚有一端未言也。遇司天在泉之年，不隨天地之氣轉移，實有其故，不可不論也。雍父曰：請悉論之。岐伯曰：辰戌之歲，太陽司天而天柱[②]不能窒抑之，此肝氣之勝也。已亥之歲，厥陰司天而天蓬不能窒抑之，此心氣之勝也。丑未之歲，太陰司天而天蓬不能窒抑之，此包絡之氣勝也。子午之歲，少陰司天而天衝不能窒抑之，此脾氣之勝也。寅申之歲，少陽司天而天英不能窒抑之，此肺氣之勝也。卯酉之歲，陽明司天而天內不能窒抑之，此腎氣之勝也。雍父曰：司天之勝，予知之矣。請言在泉之勝。岐伯曰：丑未之歲，太陽在泉而地晶不能窒抑之，此肝膽之氣勝也。寅申之歲，厥陰在泉而地玄不能窒抑之，此心與小腸之氣勝也。辰戌之歲，太陰在泉而地玄不能窒抑之，此包絡三焦之氣勝也。卯酉之歲，少陰在泉而地蒼不能窒抑之，此脾胃之氣勝也。己亥之歲，少陽在泉而地彤不能窒抑之，此肺與大腸之氣勝也。子午之歲，陽明在泉而地阜不能窒抑之，此腎與膀胱之氣勝也。雍父曰：予聞順天地之氣者昌，逆天地之氣者亡。今不爲天地所窒抑，是逆天地矣，不夭而獨存，何也？岐伯曰：順之昌者，順天地之正氣也。逆之亡者，逆天地之邪氣也。順可逆而逆可順乎？雍父曰：同是人也，何以能獨勝乎？岐伯曰：人之強弱不同，縱慾與節慾異也。雍父曰：善。

【註釋】①雍父：傳説中黄帝的臣僚，杵臼的發明者。②天柱：五星之在天、在地各有名號，一星三謂。木星在天曰天衝，在地曰地蒼。火星在天曰天英，在地曰地彤。土星在天曰天芮，在地曰地阜。金星在天曰天柱，在地曰地晶。水星在天曰天蓬，在地曰地玄。以分主東南西北中，而土則寄位西南也。

【譯文】雍父問：天地之氣，可以通過陰陽詳盡的論述嗎？岐伯說：陰陽足以包含天地之氣。但是陰陽之中，變化錯綜複雜，不能用一句話論述清楚。雍父說：請解說其中的變化。岐伯說：六氣已經論述詳盡了。雍父說：六氣是您已經論述過的，請講說沒有論述過的。岐伯說：六氣之中有餘和有不足，勝復與去留，鬼臾區已經論述過了。還有一處沒有論述。遭遇司天、在泉的年歲，不隨着天地之氣轉移，實在是有其他的緣故，不可以不論述。雍父說：請詳細論述。岐伯說：辰戌之年，太陽司天而天柱星不能抑制，這是肝氣的勝復。己亥之年，厥陰司天而天蓬星不能抑制，這是心氣的勝復。丑未之年，太陰司天而天蓬星不能抑制，這是包絡之氣的勝復。子午之年，少陰司天而天衝星不能抑制，這是脾氣的勝復。寅申之年，少陽司天而天英星不能抑制，這是肺氣的勝復。卯酉之年，陽明司天而天內星不能抑制，這是腎氣的勝復。雍父說：司天的勝復，我已經知道了。請講說在泉的勝復。岐伯說：丑未之年，太陽在泉而地晶星不能抑制，這是肝膽之氣的勝復。寅申之年，厥陰在泉而地玄星不能抑制，這是心與小腸之氣的勝復。辰戌之年，太陰在泉而地玄星不能抑制，這是包絡、三焦之氣的勝復。卯酉之年，少陰在泉而地蒼星不能抑制，這是脾胃之氣的勝復。己亥之年，少陽在泉而地彤星不能抑制，這是肺與大腸之氣的勝復。子午之年，陽明在泉而地阜星不能抑制，這是腎與膀胱之氣的勝復。雍父說：我聽說順應天地之氣的人昌盛，違背天地之氣的人夭亡。如今不受天地窒抑，是違背天地了，不夭亡而獨存，為甚麼呢？岐伯說：順應的人昌盛，是順應了天地的正氣。違背的人夭亡，是違背了天地間的邪氣。這不是順可變逆而逆可變順嗎？雍父說：同樣都是人，為甚麼有的人能獨勝呢？岐伯說：人的秉性強弱不同，放縱慾望與節制慾望不同。雍父說：好。

三合篇第五十四

【題解】本篇合天地人三才而論，主要闡述了天地人三才的生化關係，以五行爲核心，探討了五臟、六氣的對應關係，及其在人體中的生理和病理作用。

雷公問曰：寒、暑、燥、濕、風、火，此六氣也。天地之運化何合於人而生病？岐伯曰：五行之生化也。雷公曰：人之五臟，分金、木、水、火、土，彼此有勝負而人病，此臟腑之自病也，何關於六氣乎？岐伯曰：臟腑之五行，即天之五行，地之五行也。天地人三合而生化出矣。雷公曰：請問三合之生化。岐伯曰：東方生風，風生木，木生酸，酸生肝，肝生筋，筋生心，在天爲風，在地爲木，在體爲筋，在氣爲柔，在臟爲肝，其性爲暄，其德爲和，其用爲動，其色爲蒼，其化爲榮，其蟲[①]毛，其政爲散，其令宣發，其變摧拉，其眚[②]隕落[③]，其味爲酸，其志爲怒，怒傷肝，悲勝怒，風傷肝，燥勝風，酸傷筋，辛勝酸，此天地之合人肝也。南方生熱，熱生火，火生苦，苦生心，心生血，血生脾，在天爲熱，在地爲火，在體爲脈，在氣爲炎，在臟爲心，其性爲暑，其德爲顯，其用爲燥，其色爲赤，其化爲茂，其蟲羽，其政爲明，其令鬱蒸，其變炎爍，其眚燔焫，其味爲苦，其志爲喜，喜傷心，恐勝喜，熱傷氣，寒勝熱，苦傷氣，鹹勝苦，此天地之合人心也。中央生濕，濕生土，土生甘，甘生脾，脾生肉，肉生肺，在天爲濕，在地爲土，在體爲肉，在氣爲克，在臟爲脾，其性靜堅，其德爲濡，其用爲化，其色爲黃，其化爲盈，其蟲倮，其政爲謐，其令雲雨，其變動注，其眚淫潰，其味爲甘，其志爲思，思傷脾，怒勝思，濕傷肉，風勝濕，甘傷脾，酸勝甘，此天地之合人脾也。西方生燥，燥主金，金生辛，辛生肺，肺生皮毛，在天爲燥，在地爲金，在體爲皮毛，在氣爲成，在臟爲肺，其性爲涼，其德爲清，其用爲固，其色爲白，其化爲斂，其蟲介，其政爲勁，其令霧露，其變肅殺，其眚蒼溚，其味爲辛，其志爲憂，憂傷肺，喜勝憂，熱傷皮毛，寒勝熱，辛傷皮毛，苦勝辛，此天地之合人肺也。北方生寒，寒生水，水生鹹，鹹生腎，腎生骨髓，髓生肝，在天爲寒，在地爲水，在體爲骨，在氣爲堅，在臟爲腎，其性爲凜，其德爲寒，其用爲藏，其色爲黑，其化爲肅，其蟲鱗，其政爲靜，其令爲寒，其變凝冽，其眚冰雹，其味爲鹹，其志爲恐；恐傷腎，思勝恐，寒傷血，燥勝寒，鹹傷血，甘勝鹹，此天地之合人腎也，五臟合金、木、水、火、土，斯化生之所以出也。天地不外五行，安得不合哉？雷公曰：五行止五，不應與六氣合也。岐伯曰：六氣即五行也。雷公曰：五行五而六氣六，何以相合乎？岐伯曰：使五行止五，則五行不奇矣。五行得六氣，則五行之變化無窮。余所以授六氣之論，而與區乃肆言之也。雷公曰：六氣之中，各配五行，獨火有二，此又何故？岐伯曰：火有君相之分耳，人身火多於水，五臟之中，無臟非火也，是以天地之火亦多於金木水土也，正顯天地之合於人耳，雷公曰：大哉言乎，釋蒙解惑，非天師之謂歟，請載登《六氣》之篇。

【註釋】①蟲：古代泛指所有的動物。《大戴禮記》：「有羽之蟲三百六十，而鳳凰為之長；有毛之蟲三百六十，而麒麟為之長；有甲之蟲三百六十，而神龜為之長；有鱗之蟲三百六十，而蛟龍為之長；有裸之蟲三百六十，而聖人為之長。」②眚：災難、疾苦。③溚：古同「落」。

【譯文】雷公請問道：寒、暑、燥、濕、風、火，這是六氣。天地的運化為甚麼會與人身相合而使人生病呢？岐伯說：五行的生克變化。雷公說：人的五臟，分為金、木、水、火、土，彼此存在着生克關係，然而人患病，這是臟腑自行發病，與六氣有甚麼關係呢？岐伯說：臟腑的五行，就是天的五行，地的五行也。天地人三才相合而生長變化就出現了。雷公說：請問天地人三才相合的生長變化。岐伯說：東方生風氣，風氣生木，木生酸，酸生肝，肝生筋，筋生心，在天為風，在地為木，在體為筋，在氣為柔，在臟為肝，其性質是溫暖，德行是和氣，作用是運動，顏色為蒼，化生是營血，昆蟲是毛蟲，政令是發散，號令是宣發，變化是摧拉，災害是隕落，味道是酸，情志是憤怒，憤怒傷肝臟，悲傷勝過憤怒，風氣傷肝臟，乾燥勝風氣，酸味傷害筋絡，辛味勝酸味，這是天地與人的肝臟相合。南方生熱氣，熱氣生火，火生苦，苦生心，心生血，血生脾，在天為熱，在地為火，在體為脈，在氣為炎，在臟為心，其性質是暑熱，德行是顯明，作用是燥熱，顏色為赤，化生是繁茂，昆蟲是羽蟲，政令是明顯，號令是鬱蒸，變化是炎熱，災害是悶熱，味道是苦，情志是喜悅，喜悅傷害心臟，恐懼勝過喜悅，炎熱傷元氣，寒氣勝熱氣，苦味損傷元氣，鹹味勝苦味，這是天地與人的心臟相合。中央生濕氣，濕氣生土，土生甘，甘生脾，脾生肉，肉生肺，在天為濕，在地為土，在體為肉，在氣為克，在臟為脾，其性質是靜堅，德行是濡養，作用是變化，顏色為黃，化生是充盈，昆蟲是裸蟲，政令是靜謐，號令是雲雨，變化是動注，災害是淫潰，味道是甘，情志是思慮，思慮傷害脾臟，憤怒勝過思慮，濕氣傷肌肉，風氣勝濕氣，甘味損傷脾臟，酸味勝甘味，這是天地與人的脾臟相合。西方生燥氣，燥氣生金，金生辛，辛生肺，肺生皮毛，在天為燥，在地為金，在體為皮毛，在氣為成，在臟為肺，其性質是清涼，德行是清肅，作用為固持，顏色為白，化生是收斂，昆蟲是介蟲，政令是勁急，號令是霧露，變化是肅殺，災害是蒼落，味道是辛，情志是憂慮，憂慮傷害肺臟，喜悅勝過憂慮，熱氣傷皮毛，寒氣勝熱氣，辛味損傷皮毛，苦味勝辛味，這是天地與人的肺臟相合。

北方生寒氣，寒氣生水，水生鹹，鹹生腎，腎生骨髓，髓生肝，在天為寒，在地為水，在體為骨，在氣為堅，在臟為腎，其質是凜冽，德行是寒冷，作用為收藏，顏色為黑，化生是肅靜，昆蟲是鱗蟲，政令是靜穆，號令是寒冷，變化是凝冽，災害是冰雹，味道是鹹，情志是恐懼；恐懼傷害腎臟，思慮勝過恐懼，寒氣傷血液，燥氣勝寒氣，鹹味損傷血液，甘味勝鹹味，這是天地與人的腎臟相合，五臟分別與金、木、水、火、土相合，這是生克變化的原因。天地不外乎五行，怎麼會不相合呢？雷公說：五行只有五氣，不應該與六氣相合。岐伯說：六氣就是五行。雷公說：五行只有五而六氣有六，怎麼能相合呢？岐伯說：假使五行只有五，那麼五行就不神奇了。五行得到六氣的配合，那麼五行的變化就無窮了。這就是我傳授六氣論述的原因，然而鬼臾區卻肆意擴大了。雷公說：六氣分別配合一種五行，唯獨火有二種，這又是甚麼緣故呢？岐伯說：火有君火、相火的分別，人身之中火多於水，五臟之中，沒有哪一臟沒有火，所以天地的火也多於金木水土，正顯得天地與人相合，雷公說：偉大的言論啊，解釋蒙昧與疑惑，除了天師還有誰呢？請載登在《六氣》篇。

卷 七

四時六氣異同篇第五十五

【題解】本篇主要闡述了四時六氣的概念，二者之間的異同關係，同時探討了它們對人體健康的影響。

天老[①]問曰：五臟合五時，六經應六氣，然《診要經終篇》以六氣應五臟而終於六經，《四時刺逆從論》以六經應四時而終於五臟，《診要篇》以經脈之生於五臟而外合於六經，《四時刺逆從論》以經脈本於六氣而外連於五臟，何也？岐伯曰：人身之脈氣，上通天，下合地，未可一言盡也，故彼此錯言[②]之耳。天老曰：章句[③]同而意旨異，不善讀之，吾恐執而不通也。岐伯曰：醫統天地人以立論，不知天何知地，不知地何知人。脈氣[④]循於皮肉筋骨之間，內合五行，外合六氣，安得一言而盡乎。不得不分之以歸於一也。天老曰：請問歸一之旨。岐伯曰：五時之合五臟也，卽六氣之合五臟也，六氣之應六經也，卽五時之應六經也。知其同何難知異哉。天老曰：善。

【註釋】①天老：相傳為黃帝輔臣。《韓詩外傳》卷八：「黃帝乃召天老而問之曰：『鳳象何如？』」《後漢書·張衡傳》：「方將師天老而友地典，與之乎高睨而大談。」李賢注：「《帝王紀》曰：『黃帝以風後配上台，天老配中台，五聖配下台，謂之三公。』」後因以指宰相重臣。②錯言：錯為交錯、更迭，或彼此不同。錯言即彼此交錯不同的說法。③章句：剖章析句。經學家解說經義的一種方式。亦泛指書籍註釋。④脈氣：亦作「脈氣」。指運行於經脈中之精氣，是整體生命功能的表現。《素問·經脈別論》：「脈氣流經，脛氣歸於肺。」《史記·扁鵲倉公列傳》：「年二十脈氣當趨。」

【譯文】天老請問道：五臟配合五時，六經對應六氣，然而《診要經終篇》以六氣對應五臟而終結於六經，《四時刺逆從論》以六經對應四時而終結於五臟，《診要經終篇》以經脈生於五臟而外與六經相合，《四時刺逆從論》以經脈本於六氣而外與五臟相連，為甚麼呢？岐伯說：人身的脈氣，在上通於天，在下合於地，不是一句話就可以說清楚的，所以相互參合着進行論述。天老說：章句相同然而意旨不同，不善於讀書的人，我恐怕會固執不通。岐伯說：醫道統括天地人三才立論，不知道天，怎麼知道地？不知道地，怎麼知道人？脈氣循行在皮肉筋骨之間，在內與五行相合，在外與六氣相合，怎麼能一句話就說清楚呢？不得不分開論述，然後依舊合而為一。天老說：請問合而為一的奧旨。岐伯說：五時配合五臟，就是六氣與五臟相合，六氣對應六經，就是五時對應六經。知道相同之處，就不難知道差異了。天老說：好。

司天在泉分合篇第五十六

【題解】本篇主要闡述了司天與在泉的概念、相互關係及其對自然界和人類健康的影響。

天老問曰：司天在泉，二氣相合，主歲[1]何分？岐伯曰：歲半以上，天氣主之。歲半以下，地氣主之。天老曰：司天之氣主上半歲乎？在泉之氣主下半歲乎？岐伯曰：然。天老曰：司天之氣何以主上半歲也？岐伯曰：春夏者，天之陰陽也，陽生陰長，天之氣也，故上半歲主之。天老曰：在泉之氣何以主下歲也？岐伯曰：秋冬者，地之陰陽也。陰殺陽藏，地之氣也，故下半歲主之。天老曰：一歲之中，天地之氣截然分乎？岐伯曰：天地之氣，無日不交，司天之氣，始於地之左，在泉之氣，本乎天之右。一歲之中，互相感召，雖分而實不分也。天老曰：然則司天在泉，何必分之乎？岐伯曰：不分言之則陰陽不明，奚以得陰中有陽，陽中有陰之義乎？司天之氣，始於地而終於天，在泉之氣，始於天而終於地。天地升降，環轉不息，實有如此，所以可合而亦可分之也。天老曰：司天之氣，何以始於地？在泉之氣，何以始於天乎？岐伯曰：司天之氣，始於地之左，地中有天也；在泉之氣，始於天之右，天中有地也。天老曰：善。

【註釋】①歲：年，周代以前稱年為歲，取歲星運行一次之意。

【譯文】天老請問道：司天在泉，二氣相互配合，主管年歲，怎麼區分呢？岐伯說：上半年，由司天的天氣主管。下半年，由在泉的地氣主管。天老問：司天的天氣主管上半年嗎？在泉的地氣主管下半年嗎？岐伯說：是的。天老問：司天的天氣如何主管上半年呢？岐伯說：春夏二季，是天氣的陰陽，陽氣生發，陰氣滋長，屬於天氣，所以司天之氣主管上半年。天老問：在泉的地氣怎樣主管下半年呢？岐伯說：秋冬二季，是地氣的陰陽。陰氣肅殺，陽氣收藏，屬於地氣，所以地氣主管下半年。天老問：一年之中，天地之氣是截然分開的嗎？岐伯曰：天地之氣，沒有一天不相交，司天的天氣，起始於地氣的左邊，在泉的地氣，本源在天氣的右邊。一年之中，互相感召，雖然形式是分開的，然而實際上是不分的。天老問：既然如此，那麼司天在泉，又何必區分呢？岐伯說：不分開論述就會陰陽不明，又怎麼會明白陰中有陽，陽中有陰的道理呢？司天之氣，起始於地而終止於天，在泉之氣，起始於天而終止於地。天地上下升降，環轉不停息，其實正因為如此，才可以配合也可以區分。天老問：司天之氣，為甚麼起始於地呢？在泉之氣，為甚麼起始於天呢？岐伯說：司天之氣，起始於地氣的左邊，是因為地中有天；在泉之氣，起始於天氣的右邊，是由於天中有地。天老說：好。

從化篇第五十七

【題解】本篇通過五行生克的原理，主要闡述了六氣之間的化氣原因及其治療方法，強調五行之間的動態平衡，避免制約太過導致從化現象的發生。

天老問曰：燥從熱發，風從燥起，埃從風生，雨從濕注，熱從寒來，其故何歟？岐伯曰：五行各有勝，亦各有制也。制之太過，則受制者應之，反從其化也。所以熱之極者，燥必隨之，此金之從火也。燥之極者，風必隨之，此木之從金也。風之極者，塵霾隨之，此土之從木也。濕蒸之極者，霖雨隨之，此水之從土也。陰寒之極者，雷電隨之，此火之從水也。乃承制相從之理，何足異乎？天老曰：何道而使之不從乎？岐伯曰：從火者潤其金乎；從金者抒其木乎；從木者培其土乎；從土者導其水乎；從水者助其火乎。毋不足，毋有餘，得其平而不從矣。天老曰：潤其金而金仍從火，抒其木而木仍從金，培其土而土仍從木，導其水而水仍從土，助其火而火仍從水，奈何？岐伯曰：此陰陽之已變，水火之已漓，非藥石、針灸之可療也。

【譯文】天老請問：燥從熱發，風從燥起，埃從風生，雨從濕注，熱從寒來，其中的緣故是甚麼呢？岐伯說：五行各有所勝，也各有所制。制約太過，那麼受制者就會與之相適應，反而隨着制約者變化了。所以，炎熱到了極點，燥氣必然伴隨，這是金隨着火變化。乾燥到了極點，風氣必然伴隨，這是木隨着金變化。狂風到了極點，塵霾就會隨之而來，這是土隨着木變化。濕蒸到了極點，霖雨就會跟隨，這是水隨着土變化。陰寒到了極點，雷電就會伴隨，這是火隨着水變化。是順承制約相互依從的道理，有甚麼值得奇怪的呢？天老問：有甚麼辦法可以使之不順隨呢?岐伯說:跟隨火的滋潤其金氣;跟隨金的抒發其木氣;跟隨木的培植其土氣;跟隨土的疏導其水氣;跟隨水的助長其火氣。不可以不足,也不可以有餘,得到平氣就不會跟隨了。天老說:滋潤其金氣而金仍然跟隨火,抒發其木氣而木仍然跟隨金,培植其土氣而土仍然跟隨木,疏導其水氣而水仍然跟隨土,助長其火氣而火仍然跟隨水,怎麼辦呢?岐伯說:這是由於陰陽已經發生了變化,水火已經浮薄,不是湯藥、砭石、針灸可以治療的了。

冬夏火熱篇第五十八

【題解】本篇主要闡述了冬夏兩季火熱病症的病因病機與治療原則。

胡孔甲問於岐伯曰:冬令嚴冷凜冽之氣,逼人肌膚,人宜畏寒,反生熱症,何也?岐伯曰:外寒則內益熱也。胡孔甲曰:外寒內熱,人宜同病,何故獨熱?岐伯曰:腎中水虛,不能制火,因外寒相激而火發也,人生五臟非火,無腑非火也,無不借腎水相養。腎水盛則火藏,腎水涸則火動,內無水養則內熱已極,又得外寒束之,則火之鬱氣一發,多不可救。胡孔甲曰:火必有所助而後盛,火發於外,外無火助,宜火之少衰,乃熱病發於夏轉輕,發於冬反重,何也?岐伯曰:此正顯火鬱之氣也。暑日氣散而火難居,冬日氣藏而火難洩,難洩而洩之,則鬱怒之氣所以難犯而轉重也。胡孔甲曰：可以治夏者治冬乎？岐伯曰：辨其火熱之眞假耳，毋論冬夏也。胡孔甲曰：善。

【譯文】胡孔甲向岐伯請問道：冬季極為寒冷的寒氣，侵襲人體的肌膚，人應該出現怕冷的感覺，反而出現發熱的症狀，是為甚麼呢？岐伯說：天氣寒冷而裏面的熱氣更加熱。胡孔甲說：天氣寒冷而裏面的熱氣更加熱，人應該同時發病，為甚麼會只有一部分人發熱？岐伯說：腎中的真水虛弱，不能制伏火熱之氣，由於外來的寒氣激發進而使內熱發生，人身的五臟都是火，六腑無一不是火，都借助腎水的滋養。腎水旺盛那麼火氣就會貯藏，腎水乾涸那麼火氣就會妄動，體內沒有水的滋養，內熱已經到了極點，又得到外寒的束縛，那麼火的鬱氣一旦發動，大多不能挽救。胡孔甲說：火必然有所助長而後才會旺盛，火發動在外，在外沒有火的助長，應該是火衰少，然而熱病發在夏季症狀會轉輕，發在冬季症狀反而會嚴重，為甚麼呢？岐伯說：這正是顯示火的鬱氣。暑熱的夏季真氣容易發散而火氣難以居留在體內，冬季的真氣貯藏而火難以發洩，難以發洩卻勉強發洩，這就是鬱怒之氣難以制伏而轉重的原因。胡孔甲說：可以用治療夏季火熱的治法來治療冬季的火熱嗎？岐伯說：分辨火熱的真假就可以了，不需要論冬夏。胡孔甲說：好。

暑火二氣篇第五十九

【題解】本篇主要闡述了暑火二氣的概念與區別，暑火二氣的成因、病機，及其對人體健康的影響。

祝融[1]問於岐伯曰：暑與火皆熱症也，何六氣分爲二乎？岐伯曰：暑病成於夏，火病四時皆有，故分爲二也。祝融問曰：火病雖四時有之，然多成於夏，熱蘊於夏而發於四時，宜暑包之矣。岐伯曰：火不止成於夏，四時可成也，火宜藏不宜發，火發於夏日者，火以引火也，其在四時，雖無火之可發，而火蘊結於臟腑之中，每能自發其酷烈之勢，較外火引之者更横，安可談暑而不談火乎。祝融曰：火不可發也，發則多不可救。與暑熱之相犯有異乎？岐伯曰：暑與火熱同而實異也。惟其不同，故夏日之火不可與春秋冬之火共論。惟其各異，卽夏日之暑不可與夏日之火並舉也。蓋火病乃臟腑自生之熱，非夏令暑熱所成之火。故火症生於夏，仍是火症，不可謂火是暑、暑卽是火也。祝融曰：暑火非一也，分二氣宜矣。

【註釋】①祝融：神名。帝嚳時的火官，後尊為火神，命曰祝融。

【譯文】祝融向岐伯請問道：暑與火都屬於熱症，為甚麼六氣要分為兩種呢？岐伯說：暑病發生在夏季，火病四季都會發生，所以分為兩種。祝融問道：火病雖然四季都有發生，然而多數是發生在夏季，火熱蘊藏在夏季而發生在四季，暑熱應該包含在內了。岐伯說：火病不只在夏季發生，四季都可以形成，火氣應當貯藏不應當發散，火熱發生在夏日，是火來引火，火在四時，雖然沒有火可以引發，然而火蘊結在臟腑之中，每每能自發火的酷烈之勢，比外來之火引發的更加猛烈，怎麼可以談暑熱而不談火熱呢？祝融說：火熱之氣不能發動，一旦發動大多就不可救治。與暑熱的侵犯有差異嗎?岐伯說:暑與火熱似乎相同但其實是有差異的。因為二者不同,所以夏季的火氣不可以與春秋冬的火氣一同談論。因為二者各不相同,所以夏季的暑氣不可與夏季的火氣一起論述。由於火病是臟腑自生的熱氣,不是夏季暑熱所形成的火氣。所以火症發生在夏季,仍然是火症,不可以說火是暑、暑就是火。祝融說:暑與火不是一種,分為兩種氣是合適的。

陰陽上下篇第六十

【題解】本篇主要闡述了人體陰陽二氣必須上下升降,才能使氣血貫通的道理,並闡明了厥逆和頭痛的病機,同時探討了陰陽二氣的相互關係及其對人體生理病理的影響。

常伯[①]問於岐伯曰:陽在上,陰在下,陽氣亦下行乎?岐伯曰:陰陽之氣,上下相同。陽之氣未嘗不行於下也,常伯曰:寒厥[②]到膝不到巔,頭痛到巔不到膝,非陰氣在下,陽氣在上之明驗乎?岐伯曰:陰氣生於陽,陽氣生於陰。蓋上下相通,無彼此之離也。陽氣從陰,出於經脈之外,陰氣從陽,入於經脈之中,始得氣血貫通而五臟七腑無不周遍也。寒厥到膝,陽不能達也,非陽氣專在上而不在下也。頭痛到巔,陰不能降也,非陰氣專在下而不在上也。天地不外陰陽,天地之陰陽不交,則寒暑往來,收藏生長,咸無準實,人何獨異哉。

【註釋】①常伯：古代君主左右的大臣。《尚書·立政》：「王左右常伯、常任。」孔穎達疏：「王之親近左右，常所長事，謂三公也。」②寒厥：中醫病名，因陽虛陰盛而引起。症見四肢厥冷，面青腹病，嚴重的至於昏迷失去知覺。

【譯文】常伯向岐伯請問道：陽氣在上，陰氣在下，陽氣也會下行嗎？岐伯說：陰陽之氣，上下相同。陽氣並不是不會向下行，常伯說：寒厥到膝蓋不上行到巔頂，頭痛到巔頂不上行到膝蓋，不是陰氣在下，陽氣在上的明證嗎？岐伯說：陰氣生於陽，陽氣生於陰。因為上下相通，彼此不相分離。陽氣隨着陰氣，運行到經脈之外，陰氣隨着陽氣，進入到經脈之中，才使得氣血貫通，五臟七腑沒有不周遍的。寒厥到膝蓋，陽氣不能到達，不是陽氣專在上而不在下。頭痛到巔頂，陰氣不能下降，不是陰氣專在下而不在上。天地不外乎陰陽二氣，天地的陰陽如果不相交，那麼寒暑往來，收藏生長，就都沒有準則了，人又怎麼會唯獨有差異呢？

營衛交重篇第六十一

【題解】本篇主要闡述了營衛二氣的概念，二者交相並重，相互聯繫，探討了營衛二氣的相互關係及其對人體生理病理的影響。

雷公曰：陽氣出於衛氣[①]，陰氣出於營氣[②]。陰主死，陽主生，陽氣重於陰氣，宜衛氣重於營氣矣。岐伯曰：營衛交重也。雷公曰：請問交重之旨。岐伯曰：宗氣[3]積於上焦，營氣出於中焦，衛氣出於下焦。蓋有天地，有陽氣，有陰氣。人稟天地之二氣，亦有陰陽，衛氣即陽也，由下焦至中焦以升於上焦，從陰出陽也。營氣即陰也，由中焦至上焦以降於下焦，從陽入陰也。二氣並重，交相上下，交相出入，交相升降，而後能生氣於無窮也。雷公曰：陰陽不可離，予既已知之矣。但陰氣難升者謂何？岐伯曰：陰氣精專，必隨宗氣以同行於經隧之中，始於手太陰肺經太淵穴，而行於手陽明大腸經、足陽明胃經、足太陰脾經、手少陰心經、手太陽小腸經、足太陽膀胱經、足少陰腎經、手厥陰心包經、手少陽三焦經、足少陽膽經、足厥陰肝經，而又始於手太陰肺經。蓋陰在內不在外，陰主守內不主衛外，紆折而若難升實無晷之不升也，故營衛二氣人身並重，未可重衛輕營也。雷公曰：善。

【註釋】①衛氣：運行於脈外之氣，起着護衛肌表，溫養臟腑，調控腠理之作用。《靈樞·本藏》說：「衛氣者，所以溫分肉，充肌膚，肥腠理，司開合者也。」②營氣：與血共行於脈中之氣，與血關係甚密，不可分離，故常稱營血；營氣又起着營養的作用，故又稱榮氣。③宗氣：積於人體胸中的氣。由飲食水穀所化生的精氣與吸入自然界的大氣結合而成。主要上行於呼吸道。有推動肺臟呼吸，貫通心脈促進血液運行的作用。《靈樞·邪客》：「故宗氣積於胸中，出於喉嚨，以貫心脈而行呼吸焉。」

【譯文】雷公說：陽氣表現為衛氣，陰氣表現為營氣。陰氣主死，陽氣主生，陽氣與陰氣重疊，那麼衛氣應該與營氣重疊了。岐伯說：營衛二氣相互重疊。雷公說：請問相互重疊的要旨。岐伯說：宗氣積聚在上焦，營氣從中焦發出，衛氣從下焦發出。因為有天地，有陽氣，有陰氣。人稟受天地的二氣，也有陰陽，衛氣就是陽氣。由下焦到達中焦，再上升到上焦，這是從陰出陽。營氣就是陰氣，通過中焦到達上焦，再下降到下焦，這是從陽入陰。陰陽二氣相互重疊，交相上下，交相出入，交相升降，然後能產生無窮的生機。雷公說：陰陽不可以分離，我已經知道了。但是陰氣難以上升，為甚麼呢？岐伯說：陰氣精純專一，必須隨着宗氣一同循行在經脈之中，起始於手太陰肺經太淵穴，而循行在手陽明大腸經、足陽明胃經、足太陰脾經、手少陰心經、手太陽小腸經、足太陽膀胱經、足少陰腎經、手厥陰心包經、手少陽三焦經、足少陽膽經、足厥陰肝經，而又起始於手太陰肺經。因為陰氣在內不在外，陰氣主持守在內不主防衛於外，迂回曲折而似乎難以上升，實際上無時無刻不在上升，所以營衛二氣對人身都很重要，不可以重視衛氣而輕視營氣。雷公說：好。

五臟互根篇第六十二

【題解】本篇主要闡述了五臟之間在生理上相互聯繫、相互依存，在病理上相互影響、相互制約的關係，同時探討了陰陽互根，五臟開竅之處，臟腑之間的表裏關係，以及五臟互為根源的位置。

雷公問於岐伯曰：陽中有陰，陰中有陽，余既知之矣；然論陰陽之變遷也，未知陰中有陽，陽中有陰，亦有定位乎？岐伯曰：陰陽互相根也，原無定位。然求其位，亦有定也，肺開竅於鼻，心開竅於舌，脾開竅於口，肝開竅於目，腎開竅於耳，厥陰與督脈會於巔，此陽中有陰，陰居陽位也。肝與膽爲表裏，心與小腸爲表裏，腎與膀胱爲表裏，脾與胃爲表裏，肺與大腸爲表裏，包絡與三焦爲表裏，此陰中有陽，陽居陰位也。雷公曰：請言互根之位。岐伯曰：耳屬腎而聽聲，聲屬金，是耳中有肺之陰也。鼻屬肺而聞臭①，臭屬火，是鼻中有心之陰也。舌屬心而知味，味屬土，是舌中有脾之陰也。目有五輪，通貫五臟，腦屬腎，各會諸體，是目與腦有五臟之陰也。大腸兪在脊十六椎旁，胃兪在脊十二椎旁，小腸兪在脊第十八椎，膽兪在脊十椎旁，膀胱兪在中膂第二十椎，三焦兪在腎兪之上脊第十三椎之旁，包絡無兪，寄於膈兪，在上七椎之旁，是七腑陽中有陰之位也。惟各有位，故其根生生不息也。否則虛器耳，何根之有哉。雷公曰：善。

【註釋】①臭：「嗅」的古字。用鼻子辨別氣味。

【譯文】雷公向岐伯請問道：陽中有陰，陰中有陽，我已經知道了；然而談論陰陽的變遷，不知道陰中有陽，陽中有陰，也有定位嗎？岐伯說：陰陽互相以對方為根本，原本沒有定位。然而尋求陰陽的位置，也可以固定，肺開竅於鼻，心開竅於舌，脾開竅於口，肝開竅於目，腎開竅於耳，厥陰與督脈交會於巔頂，這是陽中有陰，陰氣居於陽位。

肝與膽互為表裏，心與小腸互為表裏，腎與膀胱互為表裏，脾與胃互為表裏，肺與大腸互為表裏，包絡與三焦互為表裏，這是陰中有陽，陽氣居於陰位。雷公說：請解說互根的位置。岐伯說：耳屬於腎而聽聲音，聲音屬於金，這是耳中有肺的陰氣。鼻屬於肺而聞嗅味，嗅屬於火，這是鼻中有心的陰氣。舌屬心而知味道，味道屬於土，這是舌中有脾的陰氣。目中有五輪，貫通五臟，腦屬於腎，各自會合在身體的各個部位，這是目與腦有五臟的陰氣。大腸俞在脊柱的第十六椎旁邊，胃俞在脊柱的第十二椎旁邊，小腸俞在脊柱的第十八椎，膽俞在脊柱的第十椎旁邊，膀胱俞在中膂的第二十椎，三焦俞在腎俞之上，脊柱的第十三椎旁邊，包絡無俞，寄居在膈俞，在脊柱的上七椎旁邊，這是七腑陽中有陰的位置。正是因為它們各自有位置，所以其根源才能生生不息。否則就是中空虛無的臟器了，還有甚麼根源呢？雷公說：好。

八風固本篇第六十三

【題解】本篇主要闡述了八風的概念與分類，八風與人體健康的關係，八風致病的特點及治療原則。

雷公問於岐伯曰：八風出於天乎？出於地乎？抑出於人乎？岐伯曰：八風出於天地，人身之五風合而成病，人無五風，天地之風不能犯也。雷公曰：請問八風之分天地也。岐伯曰：八風者，春夏秋冬，東西南北之風也。春夏秋冬之風，特令之風也，屬於天。東西南北之風，方隅之風也，屬於地。然而地得天之氣，風乃長。天得地之氣，風乃大。是八風屬於天地，可分而不可分也。雷公曰：人之五風，何以合天地乎？岐伯曰：五風者，心、肝、脾、肺、腎之風也。五臟虛而風生矣。以內風召外風，天地之風始翕然相合。五臟不虛，內既無風，外風何能入乎？雷公曰：風既入矣，祛外風乎？抑消內風乎？岐伯曰：風由內召，不治內將何治乎？雷公曰：治內風而外風不散，奈何？岐伯曰：內風不治，外風益入，安得散乎？治臟固其本，治風衞其標，善治八風者也。雷公曰：何言之善乎。請志之，傳示來者。

【譯文】雷公向岐伯請問道：八風是來源於天呢？來源於地呢？抑或是來源於人呢？岐伯說：八風來源於天地，與人身的五風相合而發病，如果人體沒有五風，那麼天地的邪風不能侵犯。雷公說：請問如何將八風分給天地呢。岐伯說：八風，指的是春、夏、秋、冬，東、西、南、北之風。春、夏、秋、冬的風，是時令之風，屬於天。東、西、南、北的風，是方位之風，屬於地。然而地得到天之氣，風才能長。天得到地之氣，風才能大。因此八風屬於天地，形式上可分而實際上不可以分。雷公問：人身的五風，怎麼與天地相合呢？岐伯說：五風，指的是心、肝、脾、肺、腎之風。五臟虛弱，內風就產生了。因為內風感召外風，天地之風才開始一致相合。五臟不虛弱，身內沒有風，外風怎麼能進入呢？雷公說：外風已經進入了，是祛外風呢？抑或是消除內風呢？岐伯說：風由內感召，不治內風，又怎麼醫治呢？雷公說：治療內風而外風不能消散，怎麼辦呢？岐伯說：內風得不到治療，外風會進入更多，怎麼能消散呢？治療五臟以堅固內在的根本，治療風氣以防衛外來的標，這是擅長治療八風的人啊。雷公說：說的正好啊。請記載下來，留傳示知給後來的人。

卷 八

八風命名篇第六十四

【題解】本篇主要闡述了八風的具體命名及含義，以及八風對人體健康的影響。

少俞[①]問岐伯曰：八風分春、夏、秋、冬，東、西、南、北乎？岐伯曰：然。少俞曰：東、西、南、北，不止四風，合之四時，則八風不足以概之也。岐伯曰：風不止八，而八風實足概之，少俞曰：何謂也？岐伯曰：風從東方來，得春氣也。風從東南來，得春氣而兼夏氣矣。風從南方來，得夏氣也。風從西南來，得夏氣而兼秋氣矣。風從西方來，得秋氣也。風從西北來，得秋氣而兼冬氣矣。風從北方來，得冬氣也，風從東北來，得冬氣而兼春氣矣。此方隅、時令合而成八也。少俞曰：八風有名乎？岐伯曰：東風名和風也，東南風名薰風也，南風名熱風也，西南風名溫風也，西風名商風也，西北風名涼風也，北風名寒風也，東北風名陰風也。又方隅、時令合而名之也。少俞曰：其應病何如乎？岐伯曰：和風傷在肝也，外病在筋。薰風傷在胃也，外病在肌。熱風傷在心也，外病在脈。溫風傷在脾也，外病在腹。商風傷在肺也，外病在皮。涼風傷在膀胱也，外病在營衛。寒風傷在腎也，外病在骨。陰風傷在大腸也，外病在胸脅。此方隅、時令與臟腑相合而相感也。然而臟腑內虛，八風因得而中之，邪之所湊，其氣必虛，非空言也。少俞曰：人有臟腑不虛而八風中之者，又是何謂？岐伯曰：此暴風猝中，不治而自愈也。

【註釋】①少俞：上古時代傳說中醫家，尤精針灸術。據傳係俞跗之弟、黄帝之臣。

【譯文】少俞請問岐伯說：八風是分為春、夏、秋、冬，東、西、南、北嗎？岐伯說：是的。少俞說：東、西、南、北，不止四風，配合四時，八風不足以概括了。岐伯說：風不止八種，然而八風實際上足以概括了，少俞問：為甚麼這麼說呢？岐伯說：風從東方來，得到的是春氣。風從東南方來，得到的是春氣並兼有夏氣。風從南方來，得到的是夏氣。風從西南方來，得到的是夏氣並兼有秋氣。風從西方來，得到的是秋氣。風從西北方來，得到的是秋氣並兼有冬氣。風從北方來，得到的是冬氣，風從東北方來，得到的是冬氣並兼有春氣。這是方隅、時令相合而形成八風。少俞問：八風有名稱嗎？岐伯說：東風名為和風，東南風名為薰風，南風名為熱風，西南風名為溫風，西風名為商風，西北風名為涼風，北風名為寒風，東北風名為陰風。這也是方隅、時令配合來命名。少俞問：八風對應的病灶在哪裏呢？岐伯說：和風內傷在肝，外病在筋。薰風內傷在胃，外病在肌。熱風內傷在心，外病在脈。溫風內傷在脾，外病在腹。商風內傷在肺，外病在皮。涼風內傷在膀胱，外病在營衛。寒風內傷在腎，外病在骨。陰風內傷在大腸，外病在胸脅。這是方隅、時令與臟腑相合而相互感應。然而臟腑內在虛弱，八風因此得以侵入，邪氣湊集的地方，正氣必然會虛弱，這不是空泛的言論。少俞問：也有人臟腑不虛弱而被八風侵襲，又是甚麼原因呢？岐伯說：這是暴風突然侵襲，不治療就會自然痊愈。

太乙篇第六十五

【題解】本篇主要闡述了太乙的概念、作用以及與人體的關係，太乙占風術的具體方法和步驟，以及如何通過觀察風象來推斷未來的情況。

風後[1]問於岐伯曰：八風可以占疾病之吉凶乎？岐伯曰：天人一理也，可預占以斷之。風後曰：占之不驗，何也？岐伯曰：有驗有不驗者，人事之不同耳。天未嘗不可占也。風後曰：請悉言之。岐伯曰：八風休咎[2]，無日無時不可占也。如風從東方來，寅卯辰時則順，否則逆矣，逆則病。風從北方來，申酉戌時則順，否則逆矣，逆則病。風從南方來，巳午未時則順，否則逆矣，逆則病。風從北方來，亥子丑時則順，否則逆矣，逆則病。風後曰：

予聞古之占風也，多以太乙[3]之日爲主。天師曰無日無時不可占也，恐不可爲訓乎。岐伯曰：占風以太乙日，決病所以驗不驗也。風後曰：捨太乙以占吉凶，恐不驗更多耳。岐伯曰：公何以信太乙之深也。風後曰：太乙移日，天必應之風雨。風雨和則民安而病少，風雨暴則民勞而病多。太乙在冬至日有變，占在君。太乙在春分日有變，占在相。太乙在中宮日有變，占在相吏。太乙在秋分日有變，占在將。太乙在夏至日有變，占在民。所謂有變者，太乙居五宮之日，得非常之風也。各以其所主占之，生吉克凶多不爽也。岐伯曰：請言風雨之暴。風後曰：暴風南方來，其傷人也，內捨於心，外在脈，其氣主熱。暴風西南方來，其傷人也，內捨於脾，外在肌，其氣主弱。暴風西方來，其傷人也，內捨於肺，外在皮膚，其氣主燥。暴風西北方來，其傷人也，內捨於小腸，外在手太陽脈，脈絕則溢，脈閉則結不通，善暴死，其氣主清。暴風從北方來，其傷人也，內捨於腎，外在骨與肩背之膂筋，其氣主寒。暴風東北方來，其傷人也，內捨於大腸，外在兩脅腋骨下及肢節，其氣主溫。暴風東方來，其傷人也，內捨於肝，外在筋紐，其氣主濕。暴風東南方來，其傷人也，內捨於胃，外在肌肉，其氣主重着。言風而雨概之矣。岐伯曰：人見風輒病者，豈皆太乙之移日乎？執太乙以占風，執八風以治病，是泥於論風也。夫百病皆始於風，人之氣血虛餒，風乘虛輒入矣。何待太乙居宮哉。

【註釋】①風後：上古時代神話傳說中黃帝臣子。一說風後即風伯，後是領袖君長的稱呼（如夏後啟，后羿等），即風姓部落的首領。風後一職，主司天文傳於民間，預測風雨。②休咎：吉凶、善惡、福禍。③太乙：又稱太乙數，太乙是術數的一種，為三式之首，（「三式」即中國古代術數中三大秘術太乙、奇門、六壬同稱「三式」），是古代高層次預測學，為模擬大道運行的工具，相傳太乙式產生於黃帝戰蚩尤時。《奇門五總龜》曰：「昔黃帝命風後作太乙。」

【譯文】風後請問岐伯說：八風可以預測疾病的吉凶嗎？岐伯說：天人的道理是一樣的，可以預測占卜決斷。風後問：占卜不靈驗，是為甚麼呢？岐伯說：有靈驗有不靈驗，因為人事不同的緣故。天不是不可以預測占卜。風後說：請詳細解說。岐伯說：八風的吉凶禍福，無日無時不可以占卜。如果風從東方來，寅卯辰時則為順，否則就是逆了，逆就會生病。風從北方來，申酉戌時則為順，否則就是逆了，逆就會生病。風從南方來，巳午未時則為順，否則就是逆了，逆就會生病。風從北方來，亥子丑時則為順，否則就是逆了，逆就會生病。風後說：我聽說古代占風之法，多數是以太乙之日為主。天師說無日無時不可以占卜，您的這種說法恐怕不能作為法則吧。岐伯說：占風之法以太乙日，是用來決斷疾病靈驗不靈驗的。風後說：捨棄太乙日來占卜吉凶，恐怕不靈驗的會更多了。岐伯說：你為甚麼會深信太乙日占卜之法呢。風後說：太乙每天都會遷移，上天必然出現相應的風雨。風雨和順那麼百姓就會安寧而少病，風雨暴作那麼百姓就會勞苦而多病。太乙在冬至日有變化，占卜應驗在君主。太乙在春分日有變化，占卜應驗在輔相。太乙在中宮日有變化，占卜應驗在相吏。太乙在秋分日有變化，占卜應驗在將軍。太乙在夏至日有變化，占卜應驗在百姓。所謂有變化，是太乙位居五宮的時日，遭遇不同尋常的風。各自以所主的時日占卜，相生則吉，相克則凶，大多不會有差錯。岐伯說：請解說風雨的暴作。風後說：暴風從南方來，傷害人身，在內位於心，外應在經脈，其氣主熱。暴風從西南方來，傷害人身，在內位於脾，外應在肌，其氣主弱。暴風從西方來，傷害人身，在內位於肺，外應在皮膚，其氣主燥。暴風從西北方來，傷害人身，在內位於小腸，外應在手太陽經脈，脈象斷絕就會溢滿，脈象閉塞就會閉結不通，常常會暴死，其氣主清。暴風從北方來，傷害人身，在內位於腎，外應在骨骼與肩背的膂筋，其氣主寒。暴風從東北方來，傷害人身，在內位於大腸，外應在兩脅腋骨下及四肢關節，其氣主溫。暴風從東方來，傷害人身，在內位於肝，外應在筋繫結處，其氣主濕。暴風從東南方來，傷害人身，在內位於胃，外應在肌肉，其氣主重着。談論風而雨也概括在其中了。岐伯說：人遭遇風就會生病，難道都是太乙日的遷移嗎？執着於太乙來占風，執着於八風來治病，是拘泥的談論風。百病都由風始發，人的氣血虛衰，風就會乘虛而入了，哪裏需要等到太乙位於某宮呢？

親陽親陰篇第六十六

【題解】本篇主要闡述了風寒之邪入侵人體的機理，以及陽邪與陰邪的不同特性和入侵路徑，進一步強調了天地自然之道與人體健康的緊密聯繫。

風後問於岐伯曰：風與寒異乎？岐伯曰：異也。曰：何異乎？岐伯曰：風者八風也，寒者寒氣也，雖風未有不寒者，要之風各異也。風後曰：風與寒有異，入人臟腑亦有異乎？岐伯曰：風入風府，寒不入風府也。風後曰：其義何居？岐伯曰：風，陽邪；寒，陰邪。陽邪主降，陰邪主升。主降者由風府之穴而入，自上而下也。主升者不由風府，由臍之穴而入，自下而上也。風後曰：陰邪不從風府入，從何穴而入乎？岐伯曰：風府之穴，陽經之穴也。臍之穴，陰經之穴也。陽邪從陽而入，故風入風門也，陰邪從陰而入，故寒入臍也。陽親陽，陰親陰，此天地自然之道也。風後曰：風穴招風，寒穴招寒，風門，風穴也，宜風之入矣，臍非寒穴也，何寒從臍入乎？岐伯曰：臍非寒穴，通於命門，命門火旺，則寒不能入，命門火衰，則腹內陰寒，臍有不寒者乎？陰寒之邪，遂乘虛寒之隙，奪臍而入矣，奚論寒穴哉？風後曰：善。

【譯文】風後請問岐伯說：風與寒有差異嗎？岐伯說：有差異。風後問：有甚麼差異呢？岐伯說：風是指八風，寒是指寒氣，雖然風沒有不寒冷的，關鍵是寒與風各有差異。風後說：風與寒有差異，侵入人的臟腑也有差異嗎？岐伯說：風氣侵入風府，寒氣不會侵入風府。風後問：其中的含義是甚麼？岐伯說：風是陽邪；寒是陰邪。陽邪主降，陰邪主升。主降的由風府之穴進入，自上而下。主升的不由風府進入，由臍之穴進入，自下而上。風後說：陰邪不從風府侵入，從甚麼穴位侵入呢？岐伯說：風府穴是陽經的穴位。肚臍的神闕穴是陰經的穴位。陽邪從陽位侵入，所以風氣進入風門，陰邪從陰位進入，所以寒氣進入肚臍。陽氣與陽邪相親，陰氣與陰邪相親，這是天地自然運行的道理。風後說：風穴招風氣，寒穴招寒氣，風門是風穴，應該風氣進入，肚臍不是寒穴，為甚麼寒氣從肚臍進入呢？岐伯說：肚臍不是寒穴，連通命門，命門火旺，那麼寒氣就不能侵入，命門火衰，那麼腹內就會陰寒，肚臍有不寒的嗎？陰寒的邪氣，就會乘肚臍虛寒的間隙，衝開肚臍侵入了，哪裏需要討論是否是寒穴呢？風後說：好。

異傳篇第六十七

【題解】本篇主要闡述了五臟六腑在感受不同邪氣後出現傳經與不傳經，特異性傳經現象，以及通過這些傳經現象預測疾病的預後和死期。

雷公問曰：各臟腑之病皆有死期，有一日即死者，有二三日死者，有四五日死者，有五六日至十餘日死者，可晰言之乎？岐伯曰：病有傳經不傳經之異，故死有先後也。雷公曰：請問傳經。岐伯曰：邪自外來，內入臟腑，必傳經也。雷公曰：請問不傳經。岐伯曰：正氣虛自病，則不傳經也。雷公曰：移寒移熱，即傳經之謂乎？岐伯曰：移即傳之義，然移緩傳急。雷公曰：何謂乎？岐伯曰：移者，臟腑自移。傳者，邪不欲在此腑而傳之彼臟也。故移之勢緩而凶，傳之勢急而暴，其能殺人則一也。雷公曰：其傳經殺人若何？岐伯曰：邪入於心，一日死，邪入於肺，三日傳於肝，四日傳於脾，五日傳於胃，十日死。邪入於肝，三日傳於脾，五日傳於胃，十日傳於腎，又三日邪散而愈，否則死。邪入於脾，一日傳於胃，二日傳於腎，三日傳於膀胱，十四日邪散而愈，否則死。邪入於胃，五日傳於腎，八日傳於膀胱，又五日傳於小腸，又二日傳於心則死。邪入於腎，三日傳於膀胱，又三日傳於小腸，又三日傳於心則死。邪入於膀胱，五日傳於腎，又一日傳於小腸，又一日傳於心則死。邪入於膽，五日傳於肺，又五日傳於腎，又五日傳於心則死。邪入於三焦，一日傳於肝，三日傳於心則死。邪入於胞絡，一日傳於胃，二日傳於膽，三日傳於脾，四日傳於腎，五日傳於肝不愈，則再傳，再傳不愈則死。邪入於小腸，一日傳於膀胱，二日傳於腎，三日傳於包絡，四日傳於胃，五日傳於脾，六日傳於肺，七日傳於肝，八日傳於膽，九日傳於三焦，十日傳於大腸，十一日復傳於腎，如此再傳，不已則死。邪入於大腸，一日傳於小腸，二日傳於三焦，三日傳於肺，四日傳於脾，五日傳於肝，六日傳於腎，七日傳於心則死。不傳心仍傳小腸，則生也。邪入於膽，往往不傳，故無死期可定。然邪入於膽，往往如見鬼神，有三四日即死者，此熱極自焚也。雷公曰：善。

【譯文】雷公請問道：各個臟腑的疾病都有死期，有一日就死亡的，有二三日死亡的，有四五日死亡的，有五六日至十餘日死亡的，可以詳細解說嗎？岐伯說：疾病有傳經和不傳經的差異，所以死期有先也有後。雷公說：請問傳經。岐伯說：邪氣從外面侵入，在內進入臟腑，必定會傳經。雷公說：請問不傳經。岐伯說：正氣虛弱自然發病，就不會傳經。雷公說：轉移寒氣、轉移熱氣，就是所謂的傳經嗎？岐伯說：轉移就是傳變的意思，然而轉移緩慢、傳變急切。雷公問：怎麼說呢？岐伯說：轉移是病氣在臟腑自己轉移。傳變是邪氣不想在這個腑而想傳變到另一個臟腑。所以轉移的氣勢緩慢而凶險，傳變的氣勢急切而凶暴，二者能致人死亡則是一樣的。雷公說：傳經致人死亡是怎樣的？岐伯說：邪氣入心，一日死亡，邪氣入肺，三日傳到肝，四日傳到脾，五日傳到胃，十日死亡。邪氣入肝，三日傳到脾，五日傳到胃，十日傳到腎，又經過三日邪氣消散而痊愈，否則就會死亡。邪氣入脾，一日傳到胃，二日傳到腎，三日傳到膀胱，十四日邪氣消散而痊愈，否則就會死亡。邪氣入胃，五日傳到腎，八日傳到膀胱，又經過五日傳到小腸，再經過二日傳到心就會死亡。邪氣入腎，三日傳到膀胱，又經過三日傳到小腸，再經過三日傳到心就會死亡。邪氣入膀胱，五日傳到腎，又經過一日傳到小腸，再經過一日傳到心就會死亡。邪氣入膽，五日傳到肺，又經過五日傳到腎，再經過五日傳到心就會死亡。邪氣入三焦，一日傳到肝，三日傳到心就會死亡。邪氣入胞絡，一日傳到胃，二日傳到膽，三日傳到脾，四日傳到腎，五日傳到肝，如果不痊愈，就會再次傳變，再傳不痊愈就會死亡。邪氣入小腸，一日傳到膀胱，二日傳到腎，三日傳到包絡，四日傳到胃，五日傳到脾，六日傳到肺，七日傳到肝，八日傳到膽，九日傳到三焦，十日傳到大腸，十一日又傳到腎，像這樣再次傳變，不痊愈就會死亡。邪氣入大腸，一日傳到小腸，二日傳到三焦，三日傳到肺，四日傳到脾，五日傳到肝，六日傳到腎，七日傳到心就會死亡。不傳到心仍然傳到小腸，就會存活。邪氣入膽，往往不會傳變，所以沒有死期可以預測。然而邪氣入膽，往往像見到鬼神，有三四日就死亡的，這是熱到了極點自己燃燒起來而死亡。雷公說：好。

傷寒知變篇第六十八

【題解】本篇主要闡述了傷寒病的傳變規律，包括太陽、陽明、少陽以及三陰經的受病情況和症狀表現，同時揭示了傷寒病的傳變特點。

雷公問曰：傷寒一日，巨陽[①]受之，何以頭項痛，腰脊強也？岐伯曰：巨陽者，足太陽也。其脈起於目內眥，上額交巔入絡腦，還出別下項，循肩髆內，挾脊，抵腰中，寒邪必先入於足太陽之經，邪入足太陽，則太陽之經脈不通，爲寒邪所據，故頭項痛，腰脊強也。雷公曰：二日陽明受之，宜身熱、目疼、鼻乾、不得臥矣。而頭項痛，腰脊強，又何故歟？岐伯曰：此巨陽之餘邪未散也。雷公曰：太陽之邪未散宜不入陽明矣。岐伯曰：二日則陽明受之矣。因邪留戀太陽，未全入陽明，故頭項尚痛，腰脊尚強，非二日陽明之邪全不受也。雷公曰：三日少陽受之，宜胸脅痛、耳聾矣，邪宜出陽明矣。既不入少陽，而頭項、腰脊之痛與強，仍未除者，又何故歟？岐伯曰：此邪不欲傳少陽，轉回於太陽也。雷公曰：邪傳少陽矣，宜傳入於三陰之經，何以三日之後，太陽之症仍未除也？岐伯曰：陽經善變，且太陽之邪與各經之邪不同。各經之邪循經而入。太陽之邪出入自如，有入有不盡入也。惟不盡入，故雖六七日而其症未除耳。甚至七日之後，猶然頭項痛、腰脊強，此太陽之邪乃原留之邪，非從厥陰復出，傳之足太陽也。雷公曰：四日太陰受之，腹滿嗌[2]乾。五日少陰受之，口乾舌燥。六日厥陰受之，煩滿囊縮[3]。亦有不盡驗者，何也？岐伯曰：陰經不變，不變而變者，邪過盛也。雷公曰：然則三陽三陰之經皆善變也。變則不可以日數拘矣。岐伯曰：日數者言其常也。公問者言其變也。變而不失其常，則變則可生，否則死矣。雷公曰：兩感於寒者，變乎？岐伯曰：兩感者，越經之傳也，非變也。

【註釋】①巨陽：巨，大也，古時「大」「太」相通，巨陽即太陽。張景岳《類經》註云：「太陽為六經之長，統攝陽分，故諸陽皆其所屬。」《素問· 熱論》：「巨陽者，諸陽所屬也。」②嗌：咽喉、喉嚨。③囊縮：《素問· 熱論》：「傷寒……六日厥陰受之，厥陰脈循陰器而絡於肝，故煩滿而囊縮。」《中藏經》稱為「卵縮」。指陰囊上縮。常與舌捲併見於危重病中。多由厥陰經受病所致。《證治要訣》卷二：「厥陰舌捲囊縮。」治療時，若因陽明熱盛，邪傳厥陰者，宜急下存陰，用大承氣湯之類。因寒邪直中者，用當歸四逆湯、吳茱萸湯等方。

【譯文】雷公請問道：傷寒一日，太陽受病，為甚麼會出現頭項痛，腰脊僵硬的症狀呢？岐伯說：太陽是足太陽膀胱經。足太陽膀胱經脈起源於目內眥，上行到額頭，與督脈相交於巔頂，進入腦中，回轉下行到頸項部，循行到肩膊內，挾着脊柱，抵達腰中，寒邪必然先進入足太陽經脈，邪氣進入足太陽，那麼太陽經脈不通，被寒邪所占據，所以會頭項痛，腰脊僵硬。雷公說：二日陽明受病，應該出現身熱、目疼、鼻乾、不得臥。反而出現頭項痛，腰脊僵硬，又是甚麼緣故呢？岐伯說：這是太陽的餘邪沒有消散。雷公說：太陽的邪氣沒有消散應該不會傳入陽明啊。岐伯說：二日就是陽明受病了。由於邪氣留戀在太陽，沒有完全傳入陽明，所以頭項仍然痛，腰脊仍然僵硬，並不是二日陽明完全不受邪氣。雷公說：三日少陽受病，應該出現胸脇痛、耳聾，邪氣應該出離陽明了。邪氣已然沒有傳入少陽，然而頭項、腰脊痛與僵硬，仍然沒有解除，又是甚麼緣故呢？岐伯說：這是邪氣沒有傳入少陽，又轉回傳入太陽了。雷公說：邪氣傳入少陽，應該傳入到三陰經，為甚麼三日之後，太陽的症狀仍然沒有解除呢？岐伯說：陽經善於變化，而且太陽經的邪氣與各經的邪氣不同。各經的邪氣循着經脈而進入。太陽經的邪氣出入自如，有進入又有不完全進入。因為有不完全進入，所以雖然過了六七日然而太陽經的症狀依舊沒有完全解除。甚至七日之後，仍然會頭項痛、腰脊僵硬，這是太陽的邪氣仍然是原來留戀的邪氣，不是從厥陰再傳出，傳到足太陽。雷公說：四日太陰受病，腹部脹滿、咽喉乾燥。五日少陰受病，口乾舌燥。六日厥陰受病，內熱鬱結、陰囊收縮。也有不完全應驗的，為甚麼呢？岐伯說：陰經一般不傳變，不傳變而傳變，是由於邪氣過於旺盛。雷公說：既然如此，那麼三陽三陰之經都善於變化了。傳變就不可以拘泥於日數了。岐伯說：日數說的是傳遍的規律。你問的是說明傳變的情況。傳變而又不違背其中的規律，那麼這種傳變就可以存活，否則就會死亡。雷公說：兩條經絡同時感受寒氣，會傳變嗎？岐伯說：兩條經絡同時感受寒氣，這是越過兩條經絡的傳變，不是變化。

傷寒同異篇第六十九

【題解】本篇主要闡述了傷寒病（正傷寒）與類傷寒病的發病季節，傳經特點，病因病機與聯繫，指導了醫者如何根據患者的具體病情制定治療方案。

雷公問於岐伯曰：傷寒之病多矣，可悉言之乎？岐伯曰：傷寒有六，非冬傷於寒者，舉不得謂傷寒也。雷公曰：請言其異。岐伯曰：有中風，有中暑，有中熱，有中寒，有中濕，有中疫，其病皆與傷寒異。傷寒者，冬月感寒，邪入營衞，由腑而傳於臟也。雷公曰：暑熱之症，感於夏，不感於三時，似非傷寒矣。風寒濕疫，多感於冬日也，何以非傷寒乎？岐伯曰：百病皆起於風。四時之風，每直中於臟腑，非若傳經之寒，由淺而深入也。寒之中人，自在嚴寒，不由營衞直入臟腑，是不從皮膚漸進，非傳經之傷寒也，水王于冬，而冬日之濕，反不深入，以冬令收藏也，他時則易感矣。疫來無方，四時均能中疫，而冬疫常少二症，俱不傳經，皆非傷寒也。雷公曰：寒熱之不同也，何熱病亦謂之傷寒乎？岐伯曰：寒感於冬，則寒必變熱，熱變於冬，則熱卽爲寒，故三時之熱病不可謂寒，冬日之熱病不可謂熱，是以三時之熱病不傳經，冬日之熱病必傳經也。雷公曰：熱病傳經，乃傷寒之類也，非正傷寒也，何天師著《素問》有熱病傳經之文，而傷寒反無之，何也？岐伯曰：類宜辯而正不必辯也，知類即知正矣。雷公曰：善。

【譯文】雷公請問岐伯說：傷寒的病症很多，可以詳細論述嗎？岐伯說：傷寒有六種，不是冬季感受寒氣的傷害，都不能稱為傷寒。雷公說：請解說其中的差異。岐伯說：有中風，有中暑，有中熱，有中寒，有中濕，有中疫，這些病都與傷寒有不同。傷寒是冬季感受寒氣，邪氣侵入營衛，由腑而傳到臟。雷公說：暑熱的症狀，在夏季感受，不感於其他三個時節，似乎不是傷寒了。風寒濕疫，大多在冬季感受，為甚麼不是傷寒呢？岐伯說：百病都是起源於風。四時之風，每每直接侵入臟腑，不像傳經的寒氣，由淺而深入。寒氣侵入人身，自然是在寒冷的季節，不經由營血衛氣直接侵入臟腑，這是不從皮膚逐漸進入，不是傳經的傷寒，水旺於冬季，然而冬季的濕氣，反而不會深入，因為冬季的時令是收藏，其他的時節則容易感受了。疫病的傳播不受地方的限制，四時都能感受疫病，然而冬季的疫病常常少兩種症狀，都不會傳經，都不是傷寒。雷公說：寒熱性質不同，為甚麼熱病也稱為傷寒呢？岐伯說：寒氣在冬季感受，那麼寒氣必然會變為熱症，熱症發生在冬季，那麼熱症就是寒氣了，所以其他三個時節的熱病不可以稱為寒，冬季的熱病不能稱為熱，所以春夏秋三個時節的熱病不會傳經，冬季的熱病必然會傳經。雷公說：熱病傳經，屬於類傷寒，不是正傷寒，為甚麼天師著作《素問》時有熱病傳經的文字記載，而傷寒反而沒有，是為甚麼呢？岐伯說：類傷寒應該分辨而正傷寒不必分辨，知曉類傷寒也就知道了正傷寒。雷公說：好。

風寒殊異篇第七十

【題解】本篇主要闡述了風邪與寒邪的致病特點，傳變規律以及臨床表現。

風後問於岐伯曰：冬傷於寒與春傷於寒有異乎？岐伯曰：春傷於寒者風也，非寒也。風後曰：風卽寒也，何異乎？岐伯曰：冬日之風則寒，春日之風則溫，寒傷深，溫傷淺，傷深者入少陽而傳裏，傷淺者入少陽而出表，故異也。風後曰：傳經乎？岐伯曰：傷冬日之風則傳，傷春日之風則不傳也。風後曰：其不傳何也？岐伯曰：傷淺者，傷在皮毛也。皮毛屬肺，故肺受之不若傷深者入於營衞也。風後曰：春傷於風，頭痛鼻塞，身亦發熱，與冬傷於寒者何無異也？岐伯曰：風入於肺，鼻爲之不利，以鼻主肺也。肺既受邪，肺氣不宣，失清肅之令，必移邪而入於太陽矣，膀胱畏邪，堅閉其經，水道失行，水不下洩，火乃炎上，頭卽痛矣。夫頭乃陽之首也，既爲邪火所據，則一身之眞氣①皆與邪爭，而身乃熱矣。風後曰：肺爲胃之子，肺受邪，宜胃來援，何以邪入肺而惡熱、口渴之症生，豈生肺者轉來刑肺乎？岐伯曰：胃爲肺之母，見肺子之寒，必以熱救之，夫胃之熱，心火生之也，胃得心火之生，則胃土過旺，然助胃必克肺矣。火能刑金，故因益而反損也。風後曰：嘔吐者何也？岐伯曰：此風傷於太陰也。風在地中，土必震動，水泉上溢則嘔吐矣，散風而土自安也。風後曰：風邪入太陽，頭痛何以有痛不痛之殊也？岐伯曰：肺不移風於太陽，則不痛耳。風後曰：風不入於太陽，頭卽不痛乎？岐伯曰：肺通於鼻，鼻通於腦，風入於肺，自能引風入腦而作頭痛，肺氣旺則風入於肺，而不上走於腦，故不痛也。風後曰：春傷於風，往來寒熱，熱結於裏，何也？岐伯曰：冬寒入於太陽，久則變寒，春風入於太陽，久則變熱，寒則動傳於臟，熱則靜結於腑，寒在臟則陰與陽戰而發熱，熱在腑則陽與陰戰而發寒，隨臟腑之衰旺，分寒熱之往來也。風後曰：傷風自汗何也？岐伯曰：傷寒之邪，寒邪也。傷風之邪，風邪也。寒邪入胃，胃惡寒而變熱，風邪入胃，胃喜風而變溫，溫則不大熱也，得風以揚之，火必外洩，故汗出矣。風後曰：春傷於風，下血譫語，一似冬傷於寒之病，何也？岐伯曰：此熱入血室②，非狂也。傷於寒者，熱自入於血室之中，其熱重，傷於風者，風祛熱入於血室之內，其熱輕也。風後曰：譫語而潮熱者，何也？岐伯曰：其脈必滑者也。風後曰：何也？岐伯曰：風邪入胃，胃中無痰則發大熱，而譫語之聲高。胃中有痰則發潮熱，而譫語之聲低。潮熱發譫語，此痰也。滑者，痰之應也。風後曰：春傷於風，發厥、心下悸，何也？岐伯曰：傷於寒者，邪下行，傷於風者，邪上衝也。寒乃陰邪，陰則走下，風乃陽邪，陽則升上。治寒邪先定厥，後定悸，治風邪先定悸，後定厥，不可誤也。風後曰：傷於風而發熱如見鬼者，非狂乎？岐伯曰：狂乃實邪，此乃虛邪也。實邪從太陽來也，邪熾而難遏；虛邪從少陰來也，邪旺而將衰。實邪，火逼心君而外出，神不守於心也。虛邪，火引肝魂而外遊，魄不守於肺也。風後曰：何論之神乎，吾無測師矣。

【註釋】①真氣：人體的元氣，生命活動的原動力。由先天之氣和後天之氣結合而成。道教謂為「性命雙修」所得之氣。②血室：見漢·張仲景《傷寒論》。後人釋有三說：(1) 指肝。因肝為藏血之臟，故名。清柯韻伯《傷寒來蘇集·陽明脈證上》：「血室者，肝也。」(2) 指衝脈。明方有執《傷寒論條辨》：「血室，營血停留之所，經脈集會之處，即衝脈。」(3) 指子宮。明程式《醫彀》：「子宮即血室也。」

【譯文】風後請問岐伯道：冬季感受寒氣與春季感受寒氣有差異嗎？岐伯說：春季感受的寒氣是風，不是寒。風後說：風氣就是寒氣，有甚麼差異呢？岐伯說：冬季的風寒冷，春季的風溫暖，寒冷傷害深，溫暖傷害淺，傷害深進入少陽後會往裏傳，傷害淺進入少陽會出表面，所以有差異。風後問：傳經嗎？岐伯說：感受冬季的風氣就會傳經，感受春季的風氣則不會傳經。風後問：不傳經為甚麼呢？岐伯說：傷害淺的，傷在皮毛。皮毛屬於肺，所以肺受病不像傷害深的侵入營衛。風後說：春季感受風氣，頭痛鼻塞，身體也發熱，與冬季感受寒氣為甚麼沒有差異呢？岐伯說：風氣侵入到肺，鼻子就會不通利，因為鼻子主肺。肺已經感受邪氣，肺氣不能宣布，喪失了清肅之令，必然會轉移邪氣而進入太陽了，膀胱畏懼邪氣，堅閉經脈，水道就不能通行，水不能向下排洩，火性炎上，頭就會痛了。頭是陽氣之首，已然被邪火所占據，那麼一身的真氣都與邪氣抗爭，而身體就會發熱了。風後說：肺金是胃土之子，肺感受邪氣，應該胃來救援，為甚麼邪氣進入肺後會出現惡熱、口渴的症狀，怎麼會有生肺者轉來刑肺呢？岐伯說：胃土為肺金之母，見肺子的寒氣，必然會以熱救援，胃的熱氣，是由心火生發的，胃得到心火的生髮，胃土就會過旺，然而助援胃必然會克制肺了。火能刑金，所以由於助益反而會造成損害了。風後問：為甚麼會嘔吐呢？岐伯說：這是風氣損傷了太陰。風在地中，土必然會震動，水泉向上溢就會嘔吐了，驅散風邪那麼土自然就會安定了。風後說：風邪侵入太陽，頭痛為甚麼會有痛和不痛的區別呢？岐伯說：肺如果不轉移風到太陽，就不痛。風後說：風不進入太陽，頭就不痛嗎？岐伯說：肺通於鼻，鼻通於腦，風氣入肺，自然能引風入腦進而導致頭痛，肺氣旺盛則風氣入肺，而不上行到腦，所以不痛。風後說：春季感受風氣，往來寒熱，熱結於裏，為甚麼呢？岐伯說：冬季的寒氣進入太陽，時間久了就會變成寒症，春季的風氣進入太陽，時間久了就會變成熱症，寒症會變化傳入臟，熱症會靜止結於腑，寒氣在臟，那麼陰與陽相鬥爭進而發熱，熱氣在腑，那麼陽與陰相鬥爭進而發寒，隨着臟腑的衰弱和旺盛，分別表現為寒熱的往來了。風後問：傷風會出汗是為甚麼呢？岐伯說：傷寒的邪氣，是寒邪。傷風的邪氣，是風邪。寒邪入胃，胃厭惡寒氣而出現發熱，風邪入胃，胃喜歡風氣而變得溫暖，溫暖表現為不大熱，得到風氣揚起土氣，火必然外洩，所以會出汗。風後說：春季感受風氣，會出現下血譫語的症狀，很像冬季感受寒氣的病症，為甚麼呢？岐伯說：這是熱入血室，不是狂症。受寒氣傷害的，熱氣自入於血室之中，熱勢重，受風氣傷寒的，風邪驅散，熱氣入於血室之內，熱勢輕。風後問：譫語而身體潮熱，是為甚麼呢？岐伯說：病人的脈象必然是滑脈。風後問：為甚麼呢？岐伯說：風邪入胃，胃中無痰就會發大熱，而譫語的聲音高。胃中有痰就會發潮熱，而譫語的聲音低。身體潮熱、發譫語，是由於有痰。滑脈，是胃中有痰對應的脈象。風後說：春季感受風氣，發厥、心下悸，是為甚麼呢？岐伯說：受寒氣傷害的，邪氣向下行，受風氣傷害的，邪氣向上衝。寒是陰邪，陰邪向下走，風是陽邪，陽邪向上升。治寒邪先定厥，然後定悸，治風邪先定悸，然後定厥，不可以失誤。風後說：受到風邪的傷害而發熱如同見鬼一樣，不是狂症嗎？岐伯說：狂症是實邪，而這是虛邪。實邪從太陽而來，邪氣熾盛而難以遏制；虛邪從少陰而來，邪氣旺盛而將虛衰。實邪，是火氣逼迫心君而外出，神不能持守於心。虛邪，是火引動肝魂而外遊，魄不能持守於肺。風後說：多麼神妙的言論啊，我不能測度天師了。

陰寒格陽篇第七十一

【題解】本篇主要闡述了陰寒格陽的病因病機、臨床表現以及治療方法。

盤盂[①]問於岐伯曰：大小便閉結不通，飲食輒吐，面赭[②]唇焦，飲水亦嘔，脈又沉伏，此何症也？岐伯曰：腎虛寒盛，陰格陽也。盤盂曰：陰何以格陽乎？岐伯曰：腎，少陰經也，惡寒喜溫。腎寒則陽無所附，升而不降矣。盤盂曰：其故何也？岐伯曰：腎中有水火存焉。火藏水中，水生火內，兩相根而兩相制也。邪入則水火相離而病生矣。盤盂曰：何邪而使之離乎？岐伯曰：寒熱之邪皆能離之，而寒邪爲甚。寒感之輕則腎中之虛陽上浮，不至格拒之至也。寒邪太盛，拒絕過堅，陽格陰而力衰，陰格陽而氣旺，陽不敢居於下焦，衝逆於上焦矣，上焦衝逆，水穀入喉，安能下入於胃乎？盤盂曰：何以治之？岐伯曰：以熱治之。盤盂曰：陽宜陰折，熱宜寒折，今陽在上而作熱，不用寒反用熱，不治陰反治陽，豈別有義乎？岐伯曰：上熱者，下逼之使熱也；陽升者，陰祛之使升也。故上熱者下正寒也，以陰寒折之，轉害之矣，故不若以陽熱之品順其性而從治之，則陽回而陰且交散也。盤盂曰：善。

【註釋】①盤盂：黃帝的大臣。②赭：紅褐色。

【譯文】盤盂請問岐伯道：大小便閉結不通，飲食就會嘔吐，面呈紅褐色，口唇焦乾，飲水也會嘔吐，脈象又沉伏，這是甚麼症狀呢？岐伯說：腎火虛衰，寒氣旺盛，陰盛格陽。盤盂問：陰為甚麼會格陽呢？岐伯說：腎是少陰經，厭惡寒冷，喜歡溫暖。腎中寒冷，陽氣就無所依附，只能上升而不能下降了。盤盂問：其中的緣故是甚麼呢？岐伯說：腎中有水火存在。火藏在水中，水生於火內，兩者互為根本而又相互制約。邪氣進入就會導致水火相互分離而生病。盤盂問：是甚麼邪氣導致二者相互分離？岐伯說：寒熱的邪氣都能造成水火分離，然而寒邪更為嚴重。寒邪感染較輕則腎中的虛陽上浮，不至於導致格拒。寒邪太過旺盛，就會極力格拒陽氣，陽氣杜絕陰邪而導致力量衰弱，陰邪格拒陽氣而氣旺盛，陽氣不敢處於下焦，就會向上逆衝於上焦了，上焦衝逆，水穀進入咽喉，怎麼能向下到胃呢？盤盂問：怎麼治療呢？岐伯曰：以溫熱藥治療。盤盂說：陽病應該以陰性藥物折其鋒，熱病應該以寒涼藥物治療，如今陽氣在上焦形成熱症，不用寒涼藥反而用溫熱藥，不治陰反而治陽，難道有別的含義嗎？岐伯說：上熱是由於下逼迫而使之發熱；陽升是由於陰驅趕使之上升。所以上熱正是由於下虛寒，用陰寒藥物折其鋒，反而會產生危害了，所以不如用陽熱的藥物順應疾病的趨勢而進行治療，那麼陽氣就會恢復而陰邪也會交散了。盤盂說：好。

春溫似疫篇第七十二

【題解】本篇主要闡述了春溫似疫而非疫病，明辨了二者病因病機、以及臨床表現的異同。

風後問於岐伯曰：春日之疫，非感風邪成之乎？岐伯曰：疫非獨風也。春日之疫，非風而何？風後曰：然則春溫卽春疫乎？岐伯曰：春疫非春溫也。春溫有方而春疫無方也。風後曰：春疫無方，何其疾之一似春溫也？岐伯曰：春溫有方而時氣亂之，則有方者變而無方，故與疫氣正相同也。風後曰：同中有異乎？岐伯曰：疫氣[①]熱中藏殺，時氣[②]熱中藏生。風後曰：熱中藏生，何多死亡乎？岐伯曰：時氣者，不正之氣也。臟腑聞正氣而陰陽和，聞邪氣而陰陽亂。不正之氣卽邪氣也，故聞之而輒病，轉相傳染也。風後曰：聞邪氣而不病者，又何故歟？岐伯曰：臟腑自和，邪不得而亂之也。春溫傳染，亦臟腑之虛也。風後曰：臟腑實而邪遠，臟腑空而邪中，不洵然乎？

【註釋】①疫氣：一類具有強烈傳染性的外邪。又有「癘氣」、

「疫毒」、「戾氣」、「異氣」、「毒氣」、「乖戾之氣」等名稱。②時氣：因氣候變化而流行的傳染病。

【譯文】風後請問岐伯道：春季的疫氣，不是感受風邪導致的嗎？岐伯說：疫氣不只是風氣。春季的疫氣，不是風氣又是甚麼？風後說：既然如此，那麼春溫就是春疫嗎？岐伯說：春疫不是春溫。春溫有方位而春疫沒有方位。風後說：春疫沒有方位，為甚麼它的疾病像春溫一樣呢？岐伯說：春溫有方位而時令之氣擾亂它，那麼有方位也會變得沒有方位，所以與疫氣正好相同。風後說：相同之中有差異嗎？岐伯說：疫氣在熱中藏有殺機，時令之氣熱中藏有生機。風後說：熱中藏有生機，為甚麼都有死亡呢？岐伯說：時令之氣，是不正之氣。臟腑感受到正氣就會陰陽調和，感受邪氣就會陰陽紊亂。不正之氣就是邪氣，所以感受邪氣就會生病，轉而互相傳染。風後說：感受邪氣而不生病，又是甚麼緣故呢？岐伯說：臟腑自然調和，邪氣不能夠擾亂。春溫傳染，也是由於臟腑的虛弱。風後說：臟腑充實邪氣就會遠離，臟腑空虛邪氣就會感染，不是確實如此嗎？

卷 九

補瀉陰陽篇第七十三

【題解】本篇主要闡述了補瀉陰陽的含義，陰陽與氣血的關係，以及如何通過補瀉的方法來調節人體的陰陽平衡。

雷公問於岐伯曰：人身陰陽分於氣血，《內經》詳之矣，請問其餘。岐伯曰：氣血之要，在氣血有餘、不足而已。氣有餘則陽旺陰消，血不足則陰旺陽消。雷公曰：治之奈何？岐伯曰：陽旺陰消者，當補其血；陰旺陽消者，當補其氣。陽旺陰消者，宜瀉其氣；陰旺陽消者，宜瀉其血。無不足，無有餘，則陰陽平矣。雷公曰：補血則陰旺陽消，不必再瀉其氣；補氣則陽旺陰消，不必重瀉其血也。岐伯曰：補血以生陰者，言其常補陰也；瀉氣以益陰者，言其暫瀉陽也。補氣以助陽者，言其常補陽也；瀉血以救陽者，言其暫瀉陰也。故新病可瀉，久病不可輕瀉也；久病宜補，新病不可純補也。雷公曰：治血必當理氣乎？岐伯曰：治氣亦宜理血也。氣無形，血有形，無形生有形者，變也；有形生無形者，常也。雷公曰：何謂也？岐伯曰：變治急，常治緩。勢急不可緩，亟補氣以生血；勢緩不可急，徐補血以生氣。雷公曰：其故何也？岐伯曰：氣血兩相生長，非氣能生血，血不能生氣也。第氣生血者，其效速；血生氣者，其功遲。宜急而亟者，治失血之驟也；宜緩而徐者，治失血之後也。氣生血則血得氣而安，無憂其沸騰也；血生氣則氣得血而潤，無虞其乾燥也。苟血失補血則氣且脫矣。血安補氣則血反動矣。雷公曰：善。

【譯文】雷公請問岐伯道：人身的陰陽分為氣血，《內經》已經詳細記載了，請問其餘相關的。岐伯說：氣血的關鍵，只在氣血的有餘和不足。氣有餘就會陽旺陰消，血不足就會陰旺陽消。雷公問：怎樣治療呢？岐伯說：陽旺陰消，應當補血；陰旺陽消，應當補氣。陽旺陰消，應該瀉氣；陰旺陽消，應該瀉血。沒有不足，也沒有有餘，陰陽就平衡了。雷公說：補血就會陰旺陽消，不必再瀉氣；補氣就會陽旺陰消，不必再瀉血。岐伯說：補血生陰精，是指經常補益陰精；瀉氣益陰精，是指暫時瀉陽。補氣助陽，是指經常補陽氣；瀉血來救陽，是指暫時瀉陰。所以新病可以用瀉法，久病不可以輕易用瀉法；久病應該用補法，新病不可以純用補法。雷公說：治血必須要理氣嗎？岐伯說：治氣也應該理血。氣無形，血有形，無形生有形，是變法；有形生無形，是常法。雷公說：怎麼說呢？岐伯說：變法治療急症，常法治療緩病。病勢急切不可用緩法，急需補氣以生血；病勢和緩不可用急法，徐圖補血以生氣。雷公問：其中的緣故是甚麼呢？岐伯說：氣血相互生長，不是氣能生血，血不能生氣。氣生血功效迅速；血生氣功效遲緩。應該急治就採取急救的方法，治療突然大失血；應該緩治就採取徐圖的方法，治療失血之後身體的恢復。氣生血那麼血得氣的相助就會安寧，不用擔憂血會妄動；血生氣那麼氣得血的濡養而滋潤，不用憂慮氣會乾燥。如果失血就單純補血就會造成氣的虛脫。血安和卻補氣那麼血反而會妄動了。雷公說：好。

善養篇第七十四

【題解】本篇主要闡述了養生的方法與原則，善養之道在於調和陰陽、養護臟腑，以達到預防疾病、延年益壽的目的，同時強調養生應以預防爲主。

雷公問於岐伯曰：春三月謂之發陳[1]，夏三月謂之蕃秀，秋三月謂之容平，冬三月謂之閉藏，天師詳載《四氣調神大論》中。然調四時則病不生，不調四時則病必作，所謂調四時者，調陰陽之時令乎？抑調人身陰陽之氣乎？願晰言之。岐伯曰：明乎哉問也！調陰陽之氣，在人不在時也。春三月調木氣也，調木氣者順肝氣也。夏三月調火氣也，調火氣者順心氣也。秋三月調金氣也，調金氣者順肺氣也。冬三月調水氣也，調水氣者順腎氣也。肝氣不順，逆春氣矣，少陽之病應之。心氣不順，逆夏氣矣，太陽之病應之。肺氣不順，逆秋氣矣，太陰之病應之。腎氣不順，逆冬氣矣，少陰之病應之。四時之氣可不調乎？調之實難，以陰陽之氣不易調也，故人多病耳。雷公曰：人既病矣，何法療之？岐伯曰：人以胃氣爲本，四時失調，致生疾病，仍調其胃氣而已。胃調脾自調矣，脾調而肝心肺腎無不順矣。雷公曰：先時以養陰陽，又何可不講乎？岐伯曰：陽根於陰，陰根於陽，養陽則取之陰也，養陰則取之陽也。以陽養陰，以陰養陽，貴養之於豫也，何邪能干乎？閉目塞兑[②]，內觀[③]心腎，養陽則漱津送入心也，養陰則漱津送入腎也，無他異法也。雷公曰：善。天老問曰：陰陽不違背而人無病，養陽養陰之法止調心腎乎？岐伯曰：《內經》一書，皆養陽養陰之法也。天老曰：陰陽之變遷不常，養陰養陽之法又烏可執哉？岐伯曰：公言何善乎！奇恒之病，必用奇恒之法療之，豫調心腎，養陰陽於無病時也。然而病急不可緩，病緩不可急，亦視病如何耳。故不宜汗而不汗，所以養陽也；宜汗而急汗之，亦所以養陽也；不宜下而不下，所以養陰也；宜下而大下之，亦所以養陰也。豈養陽養陰專尚補而不尚攻乎？用攻於補之中，正善於攻也；用補於攻之內，正善於補也。攻補兼施，養陽而不損於陰，養陰而不損於陽，庶幾善於養陰陽者乎！天老曰：善。

【註釋】①發陳：二十四節氣自立春開始的三個月，為一年之始，利用春陽發洩之機，退除冬蓄之故舊。②兑：口。《易經·說卦》：「兑為口。」《道德經》：「塞其兑，閉其門。」③內觀：即內視。道家的修養方法之一，謂不觀外物，絕念無想。

【譯文】雷公請問岐伯道：春季的三個月稱為發陳，夏季的三個月稱為蕃秀，秋季的三個月稱為容平，冬季的三個月稱為閉藏，天師詳細地記載在《四氣調神大論》中了。然而調和四時就不會生病，四時不調疾病必然會發生，所謂調和四時，是調和陰陽的時令呢？抑或是調節人身的陰陽之氣呢？希望您詳細論述。岐伯說：真是明哲的提問啊！調節陰陽之氣，在人身而不在時令。春季的三個月調節木氣，調節木氣是順應肝氣。夏季的三個月調節火氣，調節火氣是順應心氣。秋季的三個月調節金氣，調節金氣是順應肺氣。冬季的三個月調節水氣，調節水氣是順應腎氣。肝氣不順，悖逆了春季的木氣，少陽病就會對應發生。心氣不順，悖逆了夏季的火氣，太陽病就會對應發生。肺氣不順，悖逆了秋季的金氣，太陰病就會對應發生。腎氣不順，悖逆了冬季的水氣，少陰病就會對應發生。四時的陰陽之氣可以不調節嗎？調節其實很難，因為陰陽之氣不容易調節，所以人大多會生病。雷公說：人已經生病了，用甚麼方法治療呢？岐伯說：人以胃氣為根本，四時失調，導致發生疾病，仍然是調理胃氣而已。胃氣調好了，脾氣自然就調好了，脾氣調好了，那麼肝、心、肺、腎沒有不順暢的了。雷公說：在每個時令之前就順應調養陰陽，又怎麼可以不講呢？岐伯說：陽根源於陰，陰根源於陽，養陽需要從陰中求陽，養陰需要從陽中求陰。以陽養陰，以陰養陽，貴在預先調養，有甚麼邪氣可以侵入呢？閉上眼睛，合上嘴唇，向內觀照心腎，養陽則是含漱津液送入心，養陰則是含漱津液送入腎，沒有其他特別的方法。雷公說：好。天老問：陰陽不違背而人就沒有疾病，養陽、養陰的方法只是調養心腎嗎？岐伯說：《內經》一書，談論的都是養陽、養陰的方法。天老說：陰陽的變遷沒有常態，養陰、養陽的方法又怎麼可以一成不變呢?岐伯說:你說的真好啊!奇恒的疾病,必須用奇恒的方法治療,預先調養心腎,調養陰陽在疾病沒有發生的時候。然而病勢急切不可以緩圖,病勢和緩不可以急攻,也需要根據疾病的情況而定。所以不應該發汗就不使用汗法,用來養陽;適宜發汗就抓緊發汗,也是用來養陽;不應該攻下就不使用下法,是用來養陰;適宜攻下就大下,也是用來養陰。哪裏是養陽、養陰一味強調補法而不尚攻法呢?在補法之中融入攻法,正是善於運用攻法;在補法之內融入攻法,正是善於運用補法。攻補兼顧施用,養陽而不損傷到陰,養陰而不損害到陽,這才是善於調養陰陽啊!天老說:好。

亡陽亡陰篇第七十五

【題解】本篇主要闡述了亡陽證和亡陰證的病機、症狀、治療原則及預防方法,強調了陰陽平衡在人體健康中的重要性,以及在治療過程中應兼顧陰陽的原則,同時體現了中醫「治未病」的思想。

鳥師問岐伯曰:人汗出不已,皆亡陽也?岐伯曰:汗出不已,非盡亡陽也。鳥師曰:汗症未有非熱也,熱病卽陽病矣。天師謂非陽何也?岐伯曰:熱極則陽氣難固,故汗洩亡陽,溺屬陰,汗屬陽,陽之外洩,非亡陽而何謂?非盡亡陽者,以陽根於陰也,陽之外洩由於陰之不守也。陰守其職,則陽根於陰,陽不能外洩也。陰失其職，則陰欲自顧不能，又何能攝陽氣之散亡乎？故陽亡本於陰之先亡也。鳥師曰：陰亡則陰且先脫，何待陽亡而死乎？岐伯曰：陰陽相根，無寸晷[①]之離也。陰亡而陽隨之卽亡，故陽亡卽陰亡也，何分先後乎？鳥師曰：陰陽同亡，宜陰陽之共救矣，乃救陽則汗收而可生，救陰則汗止而難活，又何故乎？岐伯曰：陰生陽則緩，陽生陰則速，救陰而陽之絕不能遽回，救陽而陰之絕可以驟復，故救陰不若救陽也。雖然，陰陽何可離也，救陽之中，附以救陰之法，則陽回而陰亦自復也。鳥師曰：陰陽之亡，非旦夕之故也，曷不於未亡之前先治之？岐天師曰：大哉言乎！亡陰亡陽之症，皆腎中水火之虛也，陽虛補火以生水，陰虛補水以制火，可免兩亡矣。鳥師曰：善。

【註釋】①寸晷：日影移動一寸的時間，形容短暫的時光。晷：日影。

【譯文】鳥師請問岐伯道：人汗出不能停止，都是因為亡陽嗎？岐伯說：汗出不能停止，不都是因為亡陽。鳥師說：汗症沒有不發熱的，熱病就是陽病。天師您說不是因為亡陽為甚麼呢？岐伯說：熱到極點陽氣就難以固攝，所以汗出過多就會亡陽，溺屬陰，汗屬陽，陽氣外洩，不是亡陽又是甚麼呢？不都是亡陽，是由於陽根源於陰，陽氣外洩由於陰氣不能固守。陰恪守職能，那麼陽根源於陰，陽氣就不會外洩。陰喪失職能，陰想自顧尚且不能，又怎麼能固攝陽氣的散亡呢？所以亡陽的根本是先亡陰。鳥師說：陰亡應該是陰液先脫，為甚麼會等到陽亡後才死呢？岐伯說：陰陽互為根本，沒有片刻的分離。陰亡而陽也隨之消亡，所以陽亡就是陰亡了，哪裏需要分先後呢？鳥師說：陰陽一同消亡，應該同時救援陰陽，救陽則汗液收攝而可以轉生，救陰則汗出停止而難以存活，又是甚麼緣故呢？岐伯說：陰生陽則緩慢，陽生陰則迅速，救陰而陽氣的斷絕不能立即挽回，救陽而陰液的斷絕可以急速恢復，所以救陰不如救陽。既然如此，陰陽怎麼可以分離，救陽之中，附以救陰的治法，那麼陽氣恢復而陰液自然就恢復了。鳥師說：陰陽的消亡，不是一朝一夕的緣，為甚麼不在沒有消亡之前預先進行治療呢？岐天師說：偉大的言論啊！亡陰、亡陽的症狀，都是由於腎中水火的虛衰，陽虛補火來生水，陰虛補水來制火，可以避免亡陰亡陽了。鳥師說：好。

晝夜輕重篇第七十六

【題解】本篇主要闡述了疾病在晝夜之間的輕重變化及其病機、治療原則與方法，同時論述了晝夜陰陽變化對疾病治療的影響。

雷公問於岐伯曰：晝夜可辨病之輕重乎？岐伯曰：病有重輕，宜從晝夜辨之。雷公曰：辨之維何？岐伯曰：陽病晝重，陰病晝輕，陽病夜輕，陰病夜重。雷公曰：何謂也？岐伯曰：晝重夜輕，陽氣旺於晝，衰於夜也。晝輕夜重，陰氣旺於夜，衰於晝也。雷公曰：陽病晝輕，陰病夜輕，何故乎？岐伯曰：此陰陽之氣虛也。雷公曰：請顯言之。岐伯曰：陽病晝重夜輕，此陽氣與病氣交旺，陽氣未衰也，正與邪鬥，尚有力也，故晝反重耳。夜則陽衰矣，陽衰不與邪鬥，邪亦不與正鬥，故夜反輕耳。陰病晝輕夜重，此陰氣與病氣交旺，陰氣未衰也，正與邪爭，尚有力也，故夜反重耳。晝則陰衰矣，陰衰不敢與邪爭，邪亦不與陰爭，故晝反輕耳。雷公曰：邪既不與正相戰，宜邪之退舍矣，病猶不瘥，何也？岐伯曰：重乃真重，輕乃假輕。假輕者視之輕而實重，邪且重入矣，烏可退哉？且輕重無常，或晝重夜亦重，或晝輕夜亦輕，或時重時輕，此陰陽之無定，晝夜之難拘也。雷公曰：然則何以施療乎？岐伯曰：晝重夜輕者，助陽氣以祛邪，晝輕夜重者，助陰氣以祛邪，皆不可專祛其邪也。晝夜俱重，晝夜俱輕，與時重時輕，峻於補陰，佐以補陽，又不可泥於補陽而專於祛邪也。

【譯文】雷公請問岐伯說：可以通過白天黑夜分辨疾病的輕重嗎？岐伯說：疾病有重有輕，應該通過白天黑夜分辨。雷公文：分辨的維度是怎樣的呢？岐伯說：陽病白天重，陰病白天輕，陽病黑夜輕，陰病黑夜重。雷公問：怎麼說呢？岐伯說：白天重黑夜輕，是由於陽氣在白天旺盛，在黑夜衰弱。白天輕黑夜重，是由於陰氣在黑夜旺盛，在白天衰弱。雷公文：陽病白天輕，陰病黑夜輕，是甚麼緣故呢？岐伯說：這是陰陽之氣虛少的緣故。雷公說：請明確的解答。岐伯說：陽病白天重黑夜輕，這是由於陽氣與病氣相交都旺盛，陽氣沒有虛衰，正氣與邪氣爭鬥，尚有餘力，所以白天反而嚴重了。黑夜則陽氣虛衰了，陽氣虛衰不能與邪氣爭鬥，邪氣也不與正氣相鬥，所以黑夜反而病輕了。陰病白天輕黑夜重，這是由於陰氣與病氣相交旺盛，陰氣沒有虛衰，正氣與邪氣相爭，尚有餘力，所以黑夜反而嚴重了。白天是陰氣虛衰，陰氣虛衰不敢與邪氣相爭，邪氣也不與陰氣相爭，所以白天反而病輕。雷公說：邪氣既然不與正氣相戰，邪氣應該退舍了，疾病仍然沒有痊愈，為甚麼呢？岐伯說：重是病症真重，輕是病症假輕。病症假輕看着輕而其實重，邪氣將要重新進入，怎麼會再退轉呢？況且輕重變化不定，有時白天重黑夜也重，有時白天輕黑夜也輕，有時重有時輕，這是由於陰陽沒有固定的規律，晝夜難以限制。雷公說：既然如此，那麼怎麼進行治療呢？岐伯說：白天重黑夜輕，扶助陽氣以祛除邪氣，白天輕黑夜重，扶助陰氣以祛除邪氣，都不可以單一的祛除邪氣。白天黑夜病症都重，白天黑夜病症都輕，與病症有時重有時輕，峻猛滋補陰氣，輔助滋補陽氣，同時又不可以拘泥於補陽而忽略祛除邪氣。

解陽解陰篇第七十七

【題解】本篇主要闡述了陰病、陽病的定義，十二經的旺氣時間與疾病緩解的關係，同時強調了疾病緩解的陰陽互根原理。

奢龍問於岐伯曰：陽病解於戌，陰病解於寅，何也？岐伯曰：陽病解於戌者，解於陰也。陰病解於寅者，解於陽也。然解於戌者不始於戌，解於寅者不始於寅，不始於戌者由寅始之也，不始於寅者由亥始之也。解於戌而始於寅，非解於陰乃解於陽也，解於寅而始於亥，非解於陽乃解於陰也。奢龍曰：陽解於陽，陰解於陰，其義何也？岐伯曰：十二經均有氣王之時，氣王則解也。奢龍曰：十二經之王氣可得聞乎？岐伯曰：少陽之氣王寅卯辰，太陽之氣王巳午未，陽明之氣王申酉戌，太陰之氣王亥子丑，少陰之氣王子丑寅，厥陰之氣王丑寅卯也。奢龍曰：少陰之王何與各經殊乎？岐伯曰：少陰者，腎水也。水中藏火，火者陽也。子時一陽生，丑時二陽生，寅時三陽生，陽進則陰退，故陰病遇子丑寅而解者，解於陽也。奢龍曰：少陰解於陽，非解於陰矣。岐伯曰：天一生水，子時水生，即是王地，故少陰遇子而漸解也。奢龍曰：少陽之解始於寅卯，少陰厥陰之解終於寅卯，又何也？岐伯曰：寅爲生人之首，卯爲天地門戶，始於寅卯者，陽得初之氣也；終於寅卯者，陰得終之氣也。奢龍曰：三陽之時，王各王三時，三陰之時，王連王三時，又何也？岐伯曰：陽行健，其道長，故各王其時。陰行鈍，其道促，故連王其時也。奢龍曰：陽病解於夜半，陰病解於日中，豈陽解於陽，陰解於陰乎？岐伯曰：夜半以前者陰也，夜半以後者陽也；日中以後者陰也，日中以前者陽也。陽病必於陽王之時。先現解之機，至夜半而盡解也。陰病必於陰王之時，先現解之兆，至日中而盡解也。雖陽解於陽，實陽得陰之氣也。雖陰解於陰，實陰得陽之氣也。此陽根陰、陰根陽之義耳。奢龍曰：善。

【譯文】奢龍請問岐伯道：「陽性病症在戌時緩解，陰性病症在寅時緩解，是為甚麼呢？」岐伯說：「陽性病症在戌時緩解，是由於陰氣的調和。陰性病症在寅時緩解，是由於陽氣的滋養。然而病症在戌時緩解，緩解的過程並不是始於戌時；病症在寅時緩解，緩解過程也並不是起於寅時。不在戌時開始緩解的陽性病症，緩解過程其實是從寅時開始的，不在寅時開始緩解的陰性病症，緩解過程其實是從亥時開始的。緩解於戌時而開始於寅時，不是緩解於陰時而是緩解於陽時，緩解於寅時而開始於亥時，不是緩解於陽時而是緩解於陰時。奢龍說：陽性病症緩解於陽時，陰性病症緩解於陰時，其中的含義在哪裏呢？岐伯說：十二經都有氣旺的時刻，經氣旺盛，疾病就緩解了。奢龍說：十二經各自的旺氣，能夠聽聞嗎？岐伯說：少陽經氣旺盛於寅卯辰三個時辰，太陽經氣旺盛於巳午未三個時辰，陽明經氣旺盛於申酉戌時，太陰經氣旺盛於亥子丑三個時辰，少陰經氣旺盛於子丑寅三個時辰，厥陰經氣旺盛於丑寅卯三個時辰。奢龍說：少陰經氣的旺盛為甚麼與其他經絡有差異呢？岐伯說：少陰經屬於腎水。水中藏火，火是陽。子時一陽生，丑時二陽生，寅時三陽生，陽進則陰退，所以陰性病症在子丑寅三個時辰緩解，是緩解於陽時。奢龍說：少陰病症是緩解於陽時，不是緩解於陰時。岐伯說：天一生水，水生於子時，就是水旺之地，所以少陰病症在子時逐漸緩解。奢龍說：少陽病症緩解於寅卯二個時辰，少陰厥陰病症的緩解在寅卯二個時辰結束，又是甚麼呢？岐伯說：寅時為生人的開端，卯時為天地的門戶，開始於寅卯二個時辰，陽獲得初生之氣；結束於寅卯二個時辰，陰遇到終結之氣。奢龍說：三陽經氣的旺盛分別在三個不同的時辰，三陰經氣的旺盛在三個連續的時辰，又是為甚麼呢？岐伯說：陽氣運行剛健，運行路徑長，所以旺盛於各自的時辰。陰氣運行遲緩，運行路徑短促，所以旺盛時間連續。奢龍說：陽性病症緩解於夜半子時，陰性病症緩解於日中午時，豈不是陽性病症緩解於陽時，陰性病症緩解於陰時嗎？岐伯說：夜半以前的時辰屬陰，夜半以後的時辰屬陽；日中以後的時辰屬陰，日中以前的時辰屬陽。陽性病症必然在陽氣旺盛的時候。先呈現緩解的徵兆，到夜半子時就完全解除了。陰病必然在陰氣旺盛的時候，先呈現緩解的徵兆，到日中午時就完全解除了。雖然陽性病症緩解於陽時，實際是陽獲得了陰氣。雖然陰性病症緩解於陰時，實際是陰獲得了陽氣。這是陽以陰為根、陰以陽為本的含義。奢龍說：好。

眞假疑似篇第七十八

【題解】本篇主要闡述了寒熱虛實的眞假，以及似眞非眞、似假非假的寒熱虛實的眞假辨識方法及其治療原則。

雷公問曰：病有眞假，公言之矣。眞中之假，假中之眞，未言也。岐伯曰：寒熱虛實盡之。雷公曰：寒熱若何？岐伯曰：寒乃假寒，熱乃眞熱。內熱之極，外現假寒之象，此心火之亢也。火極似水，治以寒則解矣。熱乃假熱，寒乃眞寒，下寒之至，上發假熱之形，此腎火之微也，水極似火，治以熱則解矣。雷公曰：虛實若何？岐伯曰：虛乃眞虛，實乃假實。清肅之令不行，飲食難化，上越中滿，此脾胃假實，肺氣眞虛也。補虛則實消矣。實乃眞實，虛乃假虛，疏洩之氣不通，風邪相侵，外發寒熱，此肺氣假虛，肝氣眞實也。治實則虛失矣。雷公曰：儘此乎？岐伯曰：未也，有時實時虛，時寒時熱，狀眞非眞，狀假非假，此陰陽之變，水火之絕也。雷公曰：然則何以治之？岐伯曰：治之早則生，治之遲則死。雷公曰：將何法早治之？岐伯曰：救胃腎之氣，則絕者不絕，變者不變也。雷公曰：水火各有眞假，而火尤難辨，奈何？岐伯曰：眞火每現假寒，假火每現眞熱。然辨之有法也，眞熱者陽症也，眞熱現假寒者，陽症似陰也，此外寒內熱耳。眞寒者陰症也，眞寒現假熱者，陰症似陽也，此外熱內寒耳。雷公曰：外寒內熱，外熱內寒，水火終何以辨之？岐伯曰：外寒內熱者，眞水之虧，邪氣之勝也。外熱內寒者，眞火之虧，正氣之虛也。眞水眞火，腎中水火也。腎火得腎水以相資，則火爲眞火，熱爲眞熱；腎火離腎水以相制，則火爲假火，熱成假熱矣。辨眞辨假，以外水試之，眞熱得水則解，假熱得水則逆也。雷公曰：治法若何？岐伯曰：補其水則假火自解矣。雷公曰：假熱之症，用熱劑而瘥者，何也？岐伯曰：腎中之火喜陰水相濟，亦喜陰火相引，滋其水矣，用火引之，則假火易藏，非捨水竟用火也。雷公曰：請言治火之法。岐伯曰：補眞水則眞火亦解也。雖然，治火又不可純補水也，祛熱於補水之中，則假破眞現矣。雷公曰：善。

【譯文】雷公請問道：病有真假，您已經說過了。真病中有假象，假病中有真象，您還沒有說過。岐伯說：寒熱虛實可以詳盡。雷公問：寒熱是怎樣的呢？岐伯說：寒是假寒，熱是真熱。內熱到了極點，外在就會呈現假寒的症狀，這是心火上亢。火盛到極點就像水，用寒涼的方法治療就會痊愈。熱是假熱，寒是真寒，下寒到了極點，上發假熱的症狀，這是腎火衰微。水寒到極點就像火，用溫熱的方法治療就會痊愈。

雷公問：虛實是怎樣的呢？岐伯說：虛是真虛，實是假實。清肅的功能失調，飲食難以消化，在上嘔吐，中脘脹滿，這是脾胃假實，肺氣真虛。補益虛症，那麼實症就會消失了。實是真實，虛是假虛，疏洩之氣不暢通，風邪之氣侵入，外在呈現寒熱的症狀，這是肺氣假虛，肝氣真實。治療實症，那麼虛症就會消除了。雷公問：說盡了嗎？岐伯說：沒有，有時實，有時虛，有時寒，有時熱，症狀似真非真，症狀似假非假，這是陰陽的變化，水火二氣將要斷絕了。雷公問：既然如此，那麼該如何治療呢？岐伯說：治療及時則會存活，治療拖延就會死亡。雷公問：應該用甚麼方法及時治療呢？岐伯說：挽救胃腎之氣，那麼斷絕之氣就會恢復，變化之氣就不會再變化。雷公說：水火各自有真假，而火尤其難以分辨，怎麼辨呢？岐伯說：真火每每表現為假寒，假火每每表現為真熱。然而分辨它們還是有方法的，真熱是陽症，真熱表現為假寒，是陽症似陰，這是外寒內熱。真寒是陰症，真寒表現為假熱，是陰症似陽，這是外熱內寒。雷公說：外寒內熱，外熱內寒，水火究竟通過甚麼來分辨呢？岐伯說：外寒內熱，是真水虧虛，邪氣旺盛。外熱內寒，是真火虧虛，正氣不足。真水真火，是腎中的水火也。腎火獲得腎水的資助，那麼火就是真火，熱是真熱；腎火離開腎水的制約，那麼火就是假火，熱是假熱了。辨真辨假，用外水試驗，真熱遇到冷水就會緩解，假熱遇到冷水就會加劇。雷公問：治法是怎樣的呢？岐伯說：補益腎水那麼假火自然就緩解了。雷公說：假熱的症狀，用溫熱的藥劑也可以治愈，是為甚麼呢？岐伯說：腎中之火喜歡陰水相濟，也喜歡陰火相引，滋養腎水，用陰火引導，那麼假火就容易伏藏，不是捨棄腎水而徑直用火。雷公說：請說明治療火熱的方法。岐伯說：補益真水那麼真火就也解除了。儘管如此，治火又不可以單純的補水，在補水之中兼用祛熱，那麼假就會被攻破，真就顯現了。雷公說：好。

從逆窺源篇第七十九

【題解】本篇主要闡述了疾病的本質與救治方法，指出疾病的根源在於腎家水火之盛衰，揭示病因病機在於節慾少而縱慾多導致的氣逆喘急。救治方法在於補腎家之水火，使陰陽平衡，從而恢復身體的健康。

應龍問曰：病有眞假，症有從逆，予知之矣，但何以辨其眞假也？岐伯曰：寒熱之症，氣順者多眞，氣逆者多假。凡氣逆者皆假寒假熱也。知其假，無難治眞矣。應龍曰：請問氣逆者何症也？岐伯曰：眞陰之虛也。應龍曰：眞陰之虛，何遂成氣逆乎？岐伯曰：眞陰者，腎水也。腎水之中有火存焉，火得水而伏，火失水而飛，凡氣逆之症皆陰水不能制陰火也。應龍曰：予聞陰陽則兩相配也，未聞陰與陰而亦合也。岐伯曰：人身之火不同，有陰火、陽火，陽火得陰水而制者，陰陽之順也。陰火得陰水而伏者，陰陽之逆也。應龍曰：陰陽逆矣，何以伏之？岐伯曰：此五行之顚倒也。逆而伏者正，順而制之也。應龍曰：此則龍之所不識也。岐伯曰：腎有兩岐，水火藏其內，無火而水不生，無水而火不長，不可離也。火在水中，故稱陰火，其實水火自分陰陽也。應龍曰：陰火善逆，陰水亦易逆，何故？岐伯曰：此正顯水火之不可離也。火離水而逆，水離火而亦逆也。應龍曰：水火相離者，又何故歟？岐伯曰：人節慾少而縱慾多，過洩其精則陰水虧矣，水虧則火旺，水不能制火而火逆矣。應龍曰：洩精損水，宜火旺不宜火衰也，何火有時而寒乎？岐伯曰：火在水中，水洩而火亦洩也，洩久則陰火虧矣，火虧則水寒，火不能生水而水逆也。故治氣逆者皆以補腎爲主，水虧致火逆者補腎則逆氣自安，火虧致水逆者補腎而逆氣亦安。應龍曰：不足宜補，有餘宜瀉，亦其常也，何治腎之水火不尚瀉尚補乎？岐伯曰：腎中水火，各臟腑之所取資也，故可補不可瀉，而水尤不可瀉也。各臟腑有火無水，皆腎水滋之，一瀉水則各臟腑立槁矣。氣逆之症，雖有水火之分，而水虧者多也，故水虧者補水而火虧者亦必補水。蓋水旺則火衰，水生則火長也。應龍曰：補水而火不衰，補水而火不長，又奈何？岐伯曰：補水以衰火者，益水之藥宜重。補水以長火者，益水之藥宜輕也。應龍曰：善。

【譯文】應龍請問道：病有真假之別，症有順逆之分，我已經知道了，但怎麼可以分辨其中的真假呢？岐伯說：寒熱的症狀，氣順多數屬真，氣逆多數屬假。大凡氣逆的都是假寒假熱。知曉假症，就不難治療真症了。應龍問：請問氣逆的是甚麼症？岐伯說：真陰的虧虛。應龍曰：真陰的虧虛，怎麼會急速造成氣逆呢？岐伯說：真陰指的是腎水也。腎水之中有真火蘊藏，火得到水的制約而伏藏，火失去水的相濟就會飛走，大凡氣逆之症都是陰水不能制約陰火。應龍說：我聽說過陰陽兩兩相配，沒有聽過陰與陰也能相合。岐伯說：人身之火不同，有陰火、有陽火，陽火得到陰水的制約，陰陽就會和順。陰火受到陰水的壓制，陰陽就會悖逆。應龍說：陰陽悖逆，怎麼調伏呢？岐伯說：這是五行的顛倒。上逆而五行相侮陰火伏藏，順着特性來治療。應龍說：這就是應龍我不能理解的。岐伯說：腎分為兩歧，水火藏在其內，沒有火那麼水不會生發，沒有水那麼火不會生長，不可分離。火在腎水之中，所以稱為陰火，實際上水火已經自行分為陰陽了。應龍說：陰火容易上逆，陰水也容易上逆，是甚麼緣故呢？岐伯說：這正顯示水火的不可分離。火離開水的節制就會上逆，水離開火的滋養也會上逆。應龍說：水火相離，又是甚麼緣故呢？岐伯說：節制慾望的人少而放縱慾望的人多，過度外洩精氣那麼陰水就會虧損，陰水虧損那麼火就會旺盛，水不能制約火而火就會上逆了。應龍說：外洩精氣損傷陰水，應該火旺不應該火衰，為甚麼火有時會虛寒呢？岐伯說：火在水中，水外洩而火也會外洩了，長期外洩那麼陰火就會虧損，火虧虛了那麼水就會寒冷，火不能生髮水從而導致水上逆了。所以治療氣逆都是以補腎為主，水虧虛導致火氣上逆，通過補腎那麼逆氣就會自行安寧，火虧虛導致水氣上逆，通過補腎那麼逆氣也會自行安寧。應龍說：不足應該補，有餘應該瀉，這也是常規療法，為甚麼治療腎之水火不推崇瀉法而推崇補法呢？岐伯說：腎中水火，是各個臟腑取資的來源，所以只可以補不可以瀉，而腎水尤其不可瀉。各個臟腑有火無水，都是腎水滋養的，一旦瀉腎水那麼各個臟腑立時就枯槁了。氣逆之症，儘管有水火的分別，然而陰水虧虛居多，所以水虧虛要補水而火虧虛也必須要補水。水旺盛火就會衰微，水滋生火就會生長。應龍說：補水而火不衰微，補水而火不生發，又是為甚麼呢？岐伯說：通過補水來使火衰微，益水的藥物應該重用。補水來助長火，益水的藥物應該輕用。應龍說：好。

移寒篇第八十

【題解】本篇主要闡述了寒邪的移傳規律，寒邪移傳至不同臟腑後所引發的各種病變，同時討論了寒熱之邪的轉化與互傳。

應龍問曰：腎移寒於脾，脾移寒於肝，肝移寒於心，心移寒於肺，肺移寒於腎，此五臟之移寒也。脾移熱於肝，肝移熱於心，心移熱於肺，肺移熱於腎，腎移熱於脾，此五臟之移熱也。五臟有寒熱之移，六腑有移熱無移寒，何也？岐伯曰：五臟之五行正也，六腑之五行副也。五臟受邪，獨當其勝，六腑受邪，分受其殃。且臟腑之病，熱居甚[①]之八，寒居甚之二也。寒易回陽，熱難生陰，故熱非一傳而可止，臟傳未已，又傳諸腑，腑又相傳，寒則得溫而解，在臟有不再傳者，臟不遍傳，何至再傳於腑乎？此六腑所以無移寒之證也。應龍曰：寒不移於腑，獨不移於臟乎？岐伯曰：寒入於腑而傳於腑，甚則傳於臟，此邪之自傳也，非移寒之謂也。應龍曰：移之義若何？岐伯曰：本經受寒，虛不能受，移之於他臟腑，此邪不欲去而去之，嫁其禍也。應龍曰：善。

【註釋】①甚：十（多用於分數或倍數）。

【譯文】應龍請問道：腎轉移寒邪給脾，脾轉移寒邪給肝，肝轉移寒邪給心，心轉移寒邪給肺，肺轉移寒邪給腎，這是五臟轉移寒邪的規律。脾轉移熱邪給肝，肝轉移熱邪給心，心轉移熱邪給肺，肺轉移熱邪給腎，腎轉移熱邪給脾，這是五臟轉移寒邪的規律。五臟有寒熱之邪的轉移，六腑有轉移熱邪，沒有轉移寒邪，為甚麼呢？岐伯說：五臟的五行處於正位，六腑的五行處於副位。五臟感受邪氣，只能依靠自身的力量抵禦邪氣，六腑感受邪氣，分別承受邪氣的災殃。況且臟腑的疾病，熱症居十分之八，寒症居十分之二。寒症容易回復陽氣，熱症難以滋生陰液，所以熱症不是傳一經就會停止，在五臟間的流轉沒有停止，又傳到相關的六腑，六腑之間又相互轉移，寒症得到陽氣的溫煦就會緩解，在五臟有不再傳經的，五臟之間不傳遍，怎麼會再傳到六腑呢？這是六腑不再出現寒症轉移之證的原因。應龍說：寒症不轉移到腑，也不轉移到臟嗎？岐伯說：寒症入侵六腑而傳導到六腑，甚至傳導到五臟，這是邪氣自身的傳變，不是寒症轉移的說法。應龍說：轉移的含義是甚麼呢？岐伯說：本經感受寒邪，因為虛弱不能承受寒邪的侵襲，轉移到其他的臟腑，這是邪氣不想退卻從而出現轉移，這是寒邪轉嫁禍害。應龍說：好。

寒熱舒肝篇第八十一

【題解】本篇主要闡述了寒熱病症的病因在於肝鬱而累及五臟，強調了肝臟在人體中的重要作用，以及寒熱病症與肝臟之間的密切關係，同時揭示了在治療上應以舒發肝鬱爲主的治療原則。

雷公問曰：病有寒熱，皆成於外邪乎？岐伯曰：寒熱不盡由於外邪也。雷公曰：斯何故歟？岐伯曰：其故在肝，肝喜疏洩，不喜閉藏，肝氣鬱而不宣，則膽氣亦隨之而鬱，膽木氣鬱，何以生心火乎？故心之氣亦鬱也，心氣鬱則火不遂，其炎上之性何以生脾胃之土乎？土無火養，則土爲寒土，無發生之氣矣，肺金無土氣之生，則其金不剛，安有清肅之氣乎？木寡於畏，反克脾胃之土，土欲發舒而不能，土木相刑，彼此相角，作寒作熱之病成矣。正未嘗有外邪之干，乃五臟之鬱氣自病，徒攻其寒而熱益盛，徒解其熱而寒益猛也。雷公曰：合五臟以治之，何如？岐伯曰：舒肝木之鬱，諸鬱盡舒矣。

【譯文】雷公請問道：病有寒熱，都是外邪導致的嗎？岐伯說：寒熱不完全是由於外邪引起的。雷公說：這是甚麼緣故呢？岐伯說：其中的緣故在肝，肝性喜疏洩，性不喜閉藏，肝氣鬱閉而不宣發，那麼膽氣也隨之而鬱閉了，膽木氣鬱，怎麼能生發心火呢？所以心氣也鬱閉了，心氣鬱閉那麼火氣不能上達，火的炎上之性又怎麼能生發脾胃之土呢？土沒有火的溫養，那麼土就是寒土，沒有生髮之氣了，肺金沒有土氣的生髮，那麼肺金不剛，怎麼會有清肅之氣呢？木少有克制，反而會克制脾胃之土，土想發舒而不能發舒，土木相互刑克，彼此互相角逐，乍寒乍熱的病就形成了。這正是沒有外來邪氣的干擾，是五臟的鬱閉之氣自身引發的疾病，只攻伐寒症那麼熱症就會更加旺盛，只解除熱症那麼寒症就更加猛烈了。雷公說：怎麼綜合五臟來治療呢？岐伯說：舒發肝木的鬱閉之氣，那麼所有的鬱閉之氣就都疏散了。

古籍書局已出版書目

《漁樵問對》
古籍書局
定價：HK$58

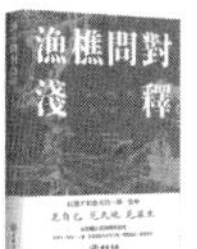

《漁樵問對淺釋》
古籍書局
定價：HK$68

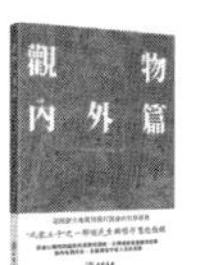

《觀物內外篇》
古籍書局
定價：HK$68

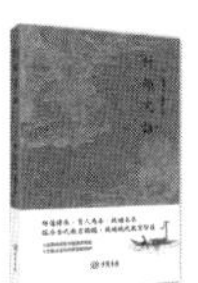

《村學究語》
古籍書局
定價：HK$68

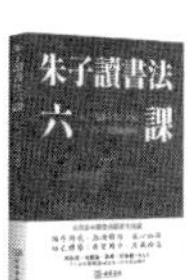

《朱子讀書法六課》
古籍書局
定價：HK$68

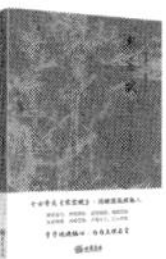

《寒窰賦》
古籍書局
定價：HK$58

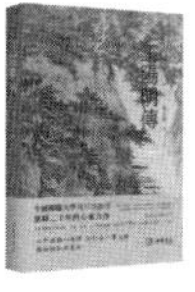

《王陽明傳》
古籍書局
定價：HK$78

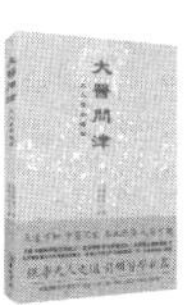

《大醫問津》
古籍書局
定價：HK$88

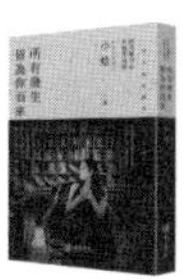

《所有發生，皆為你而來》
古籍書局
定價：HK$78

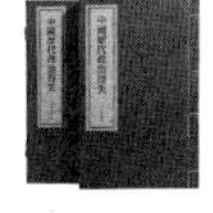

《中國歷代政治得失》
古籍書局
定價：HK$280

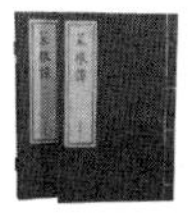

《菜根譚》
古籍書局
定價：HK$280

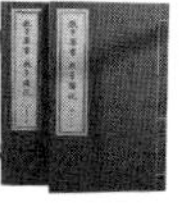

《教子要言 教子圖說》
古籍書局
定價：HK$280

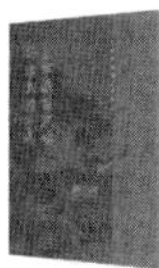

《三字經、百家姓、千字文、弟子規》
古籍書局
定價：HK$22

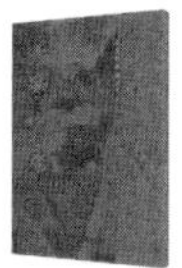

《大學　中庸》
古籍書局
定價：HK$28

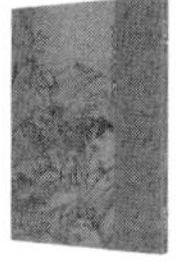

《論語》
古籍書局
定價：HK$58

《孟子》
古籍書局
定價：HK$68